ÉTUDES PRATIQUES

SUR

L'HYDROTHÉRAPIE

OU

TRAITEMENT DES MALADIES

PAR L'EAU FROIDE.

OBSERVATIONS RECUEILLIES PENDANT L'ANNÉE 1850,

A L'INSTITUT HYDROTHÉRAPIQUE

DE DIVONNE (AIN),

PAR

LE DOCTEUR PAUL VIDART.

PARIS,
GERMER-BAILLIÈRE, LIBRAIRE-ÉDITEUR,
Rue de l'École de Médecine, 17.

GENÈVE,
JOËL CHERBULIEZ, LIBRAIRE,
Rue de la Cité.
Maison à Paris, place de l'Oratoire, 6.

1851.

ÉTUDES PRATIQUES

SUR

L'HYDROTHÉRAPIE

OU

TRAITEMENT DES MALADIES

PAR L'EAU FROIDE.

OBSERVATIONS RECUEILLIES PENDANT L'ANNÉE 1850,
A L'INSTITUT HYDROTHÉRAPIQUE
DE DIVONNE,

PAR

LE DOCTEUR PAUL VIDART.

BOURG,
IMPRIMERIE DE FRÉD. DUFOUR.

1851.

INTRODUCTION.

A MES CONFRÈRES.

Mon intention, en publiant ce travail, n'est pas, comme on pourrait le penser, d'exposer de nouveau une théorie sur l'action de l'eau froide et son importance en thérapeutique; les auteurs qui ont écrit sur ce sujet l'ont traité déjà d'une manière très-satisfaisante et très-complète. D'ailleurs, dans un mémoire que j'ai publié à la fin de 1849 (1), j'ai présenté largement mes idées sur le mérite et la valeur de l'hydrothérapie, et je me crois dispensé d'y revenir. Je n'ai d'autre but aujourd'hui que d'accomplir une tâche que je me suis imposée vis-à-vis de mes confrères, celle de rendre compte, à la fin de chaque année, des observations et des faits que j'ai recueillis pendant l'année écoulée, et des résultats qu'il m'a été permis d'obtenir.

Ma méthode ne diffère pas beaucoup, en apparence, de celles adoptées en Suisse et en Allemagne; c'est toujours le bain froid, précédé de l'enveloppement

(1) Voir *Considérations générales sur l'Hydrothérapie*, 1849.

dans les couvertures de laine, qui forme la base essentielle du traitement; cette différence existera plutôt dans le régime alimentaire, substantiel et réparateur que je prescris à mes malades, et dans la température de l'eau que je fais varier suivant la force organique du sujet et le genre d'affection dont il est atteint. En effet, l'expérience m'a démontré que la même eau à 6° centig., qui, dans un temps donné, doit calmer ou guérir telle maladie, en aggravera les symptômes, si de prime-abord elle est employée à cette température; il faut donc un certain tact et une grande habitude pour l'appliquer à propos. M. le docteur La Corbière, qui a publié en 1839 un *Traité sur le Froid, intùs et extrà*, résume dans cet ouvrage tout ce qui précédemment avait été écrit sur le froid; mais il est à regretter qu'on n'y rencontre pas une seule loi, un seul précepte qui nous apprenne que, dans tel ou tel cas pathologique, on doive appliquer l'eau froide de telle manière plutôt que de telle autre, à un degré de température ou plus bas ou plus élevé. Cependant, comme il ne faut jamais oublier que, dans tout emploi de l'eau froide, on doit s'attendre à provoquer deux effets : *Action* et *Réaction*; que non-seulement c'est par la réaction qu'on obtient les plus heureux résultats, mais qu'on la favorise ou on la suspend, suivant la température qu'on donne à l'eau, il est de toute nécessité d'invoquer l'expérience, pour établir d'une manière définitive des règles ou des principes qui permettent à l'hydrothérapie de s'élever presque à la hauteur d'une science complète.

M. le docteur Baldou qui, le premier, a fondé en France un établissement hydrothérapique, est le premier aussi qui, au moyen de chiffres, ait formulé certaines lois présidant aux rapports qui doivent exister entre ces trois termes : 1° *la force organique* ou *puissance vitale*, 2° *la durée du bain*, 3° *sa température*, quel que soit d'ailleurs le mode d'application de l'eau, la force organique servant toujours de base à la proportion à établir entre eux. J'ai depuis longtemps adopté cette méthode qui m'a paru très-sage, et l'expérience m'a démontré que l'auteur était dans le vrai.

Qu'il me soit permis de reproduire ici la page du livre de M. le docteur Baldou (1), où ces lois sont exposées, puisque, du reste, elles servent de base aux observations pratiques qui forment le corps principal de cet ouvrage :

« 1re PROPORTION :

» La force organique d'un individu étant représentée par 10

» La température de l'eau, représentée par..... 10

» La durée du bain, représentée par.......... 10

» 2e PROPORTION :

» La force organique étant diminuée de deux degrés et représentée par 8

» La température de l'eau sera augmentée et représentée par 12

» La durée du bain diminuée et représentée par.. 8

(1) *Instruction pratique sur l'Hydrothérapie*, p. 17, par le doct.r Baldou.

» Ou bien,

» La force organique toujours représentée par... 8

» La température du bain sera représentée par... 14

» La durée du bain, comme dans la 1re proportion 10

» Ou bien,

» La force organique représentée par 8

» La température restant comme dans la 1re proportion.. 10

» La durée du bain sera diminuée et représentée par.. 6

» 3e PROPORTION :

» La force organique étant augmentée et représentée par.. 12

» La température sera diminuée et représentée par 8

» La durée du bain sera augmentée et représentée par.. 12

» Cette troisième proportion peut varier comme la seconde.

» Ainsi donc, *rapport direct entre la force organique et la durée du bain; rapport inverse entre la force organique et la température du bain;* ou bien, *rapport direct entre la force organique, la durée et le froid du bain.* Ces lois, sur lesquelles repose jusqu'à ce jour la méthode hydrothérapique, sont simples et peu nombreuses, et c'est ce qui constitue son excellence. »

Comme je l'ai déjà dit en commençant, je ne veux pas entrer dans de plus grands développements théoriques; je me bornerai à exposer ma manière de procéder et les principaux phénomènes que présente le traitement hydrothérapique, en énumérant chacune des opérations qui se pratiquent à Divonne; je ferai précéder cette analyse du rapport lu par M. le docteur Rilliet, le 5 juin 1850, à la Société de médecine de Genève, après avoir visité mon établissement, et l'insertion de ce travail m'évitera d'entrer dans d'autres considérations sur Divonne, en particulier, et sur l'historique de l'hydrothérapie, en général; puis, viendront les maladies traitées cette année, les résultats obtenus et la durée de chaque cure; ces maladies seront divisées par groupes, et dans chacun d'eux seront détaillées quelques-unes des observations les plus remarquables et les plus intéressantes.

Je voulais d'abord publier en entier et avec la plus grande exactitude le compte-rendu de cette année; mais malgré les soins que j'aurais apportés dans chaque observation à voiler complètement la personne qui en faisait l'objet, j'ai craint de blesser la susceptibilité de quelques malades qui seuls, peut-être, se seraient reconnus, et j'ai cru devoir m'abstenir, en obéissant à un sentiment de convenance et de discrétion.

Dans les séries cependant, je relaterai chaque maladie à son numéro d'ordre, et je mettrai en regard, soit :

1° *La guérison ;*

2° *L'amélioration avec nécessité d'une deuxième cure ;*

3° *La guérison incomplète, par indocilité ;*

4° *La guérison incomplète, par un trop court séjour ;*

5° *Le même état ou l'insuccès.*

Je terminerai enfin par une statistique qui permettra d'embrasser, d'un seul coup-d'œil, le nombre des malades traités cette année à Divonne, leur sexe, la durée de leur séjour, le nombre des guérisons et celui des résultats douteux et négatifs. Comme toutes les observations ont été faites avec le soin le plus fidèle, je mets celles qui n'ont pas été publiées à la disposition de mes confrères qui désireraient s'éclairer sur l'historique des maladies et sur les moyens hydrothérapiques employés pour les combattre.

En parcourant la série des *névroses* et *névropathies*, mes confrères trouveront deux ou trois observations fort curieuses de paraplégie hystérique, où le magnétisme est venu en aide à l'action de l'eau froide; je dois leur déclarer ici, avant d'aller plus loin, que je ne suis pas magnétiseur, que je n'ai nulle envie de me poser comme tel, et que si, malgré cette déclaration, je me suis cette année occupé de magnétisme, cela tient uniquement à des circonstances relatées dans le cours de ces observations, et qu'ils sauront eux-mêmes apprécier.

Je n'entre donc dans aucun commentaire sur l'influence magnétique, que je suis loin de nier et que même j'accepte franchement, avec réserve toutefois et dans certaines limites; j'expose avec la plus grande sincérité tous les faits dont j'ai été témoin, et je dis à tous mes confrères : *Voyez et jugez*. Il répugne, je le sais, à la science médicale de chercher à soulever, pour le moment, le voile épais qui cache encore à tous les yeux l'essence et la nature de ce fluide mystérieux ; elle attend avec raison que la profanation n'ait plus lieu ; elle peut cependant, sans compromettre sa dignité, constater les faits qui s'offrent à elle, quelque surprenants et inexplicables qu'ils paraissent, et attendre, pour s'occuper sérieusement de cette question, qu'on ait, une fois pour toutes, chassé les vendeurs du temple.

RAPPORT

LU

A LA SOCIÉTÉ DE MÉDECINE DE GENÈVE,

LE 5 JUIN 1850,

PAR M. LE DOCTEUR RILLIET.

NOTICE

SUR

L'ÉTABLISSEMENT HYDROTHÉRAPIQUE

DE DIVONNE.

L'air, l'eau et le feu ont, depuis l'origine du monde, été utilisés par les hommes pour la guérison de leurs maladies. Il n'est donc pas étonnant que les érudits aient trouvé dans les ouvrages des médecins, même dès la plus haute antiquité, des notions multipliées sur cette méthode récente qui a reçu le nom d'hydrothérapie. A quoi mieux qu'à l'usage de l'eau peut, en effet, s'appliquer l'adage: *Il n'y a rien de nouveau sous le soleil?*

Depuis Hippocrate jusqu'à nos jours, on rencontre, à toutes les périodes de la médecine, des indications sur l'emploi de l'eau froide, et l'on pourrait aisément, en rapprochant les uns des autres les passages des différents auteurs, reconstituer en grande partie l'hydriatrie moderne.

Hippocrate fournit les premières notions d'hygiène; Celse conseille les lotions; Galien recommande les boissons froides dans les fièvres...

« Un fait remarquable, dit M. Scoutetten, c'est que dans toute l'antiquité l'eau froide ou chaude, mais la première surtout, était abondamment administrée dans quelques maladies aiguës, particulièrement dans les fièvres, et qu'elle ne l'était pas, si ce n'est exceptionnellement, dans les affections chroniques. »

Pendant tout le moyen-âge, l'eau, comme agent thérapeutique, tomba en discrédit; cependant on trouve çà et là quelques indications dans les ouvrages de Savonarola, Bianchelli, Mercuriali. A la fin du 17e siècle, Jean Floyer se fit l'apologiste du traitement hydriatrique; il vanta l'eau contre l'odontalgie, l'angine, l'encéphalite, les maladies des voies urinaires, les hémorroïdes, le rachitisme. Au commencement du 18e siècle, Frédéric Hoffmann publia une dissertation sous le titre: *De Aquâ Medicinâ Universali;* il employait l'eau froide en boissons et en bains dans les maladies aiguës et chroniques. Depuis lui, les traités sur les avantages de l'eau froide se multiplièrent dans les différents pays de l'Europe.

Hahn, qui pratiquait à Schweidniz, en Silésie, eut de grands succès, ainsi que son fils, qui traita par les lotions froides les malades atteints de la fièvre grave qui régna à Breslau en 1737. De Moneta, de Varsovie, employait l'eau froide contre les affections catarrhales et les inflammations de poitrine commençantes.

En Italie, Jacob Todano et Sangez se servaient de la glace et de la neige. Le premier était connu sous le nom de *medicus per aquam*, et le second de *medicus per glaciem*. Ces deux empiriques rivalisaient de témérité et d'extravagance. Todano traitait toutes les maladies par sa méthode qui consistait principalement à faire boire toutes les trois heures cinq litres d'eau glacée; il ne craignait pas de l'employer chez les femmes en couches, et donnait sans scrupule l'eau froide aux nouveau-nés. Quant à Sangez, il frappait son malade comme une bouteille de vin de Champagne : après l'avoir couché complètement nu dans un drap double suspendu par les quatre coins, il l'entourait de neige jusqu'à la bouche. Il lui donnait fréquemment à boire de l'eau à la glace; outre cela, il le faisait balancer jusqu'à ce que la neige fût fondue. On ne peut pas même se demander quel était le plus fou, ou du malade qui se laissait faire, ou du médecin qui faisait faire; car les pauvres diables que Sangez traitait de la sorte étaient atteints de fièvre grave à la période la plus critique, et hors d'état, par conséquent, de résister à leur bourreau.

Tous les médecins italiens n'ont pas imité les folies de Sangez; ainsi l'on trouve dans Cyrillo des indications rationnelles sur le traitement des fièvres par l'eau froide. Gianini, dont le nom est bien connu en hydriatrie, a employé l'eau avec succès contre les fièvres intermittentes dans la période de chaleur, et contre les fièvres continues, la variole, la rougeole et la scarlatine.

Lorsqu'un médecin a dû son salut à l'emploi d'un nouveau traitement, l'importance qu'il lui accorde est en raison de la reconnaissance qu'il lui a vouée; c'est ce qui arriva à Wrigt, qui, après s'être guéri par l'eau froide d'une fièvre grave, publia un mémoire sur les avantages des affusions dans les fièvres. Mais en Angleterre, c'est au docteur Currie que l'on doit les plus belles recherches sur l'hydriatrie. Ce médecin a fait réellement époque dans la science, et doit être cité en première ligne. Une fièvre grave régnait dans l'hôpital de Liverpool; Currie essaya les affusions avec un succès remarquable; depuis lors, il les employa dans différentes maladies, et en particulier dans les convulsions, la scarlatine, la rougeole, la variole. Sa pratique fut des plus heureuses.

Il joignait au coup-d'œil de l'homme de l'art le talent d'observation et la précision du physicien. Suivant lui, l'application de l'eau froide à l'extérieur produit deux effets : l'abaissement de la température du corps en premier lieu, puis la sédation du système nerveux. Il n'avait pas méconnu que l'eau froide est d'autant moins dangereuse que la température de la peau est plus élevée ; mais il blâma fortement l'emploi des lotions lorsque le corps était en sueur. Cependant l'usage des Russes, de se rouler dans la neige en sortant de l'étuve, aurait dû l'éclairer sur l'innocuité de cette pratique. Il est vrai que ce sont seulement les Russes bien portants qui s'y livrent ; car les médecins de ce pays ont été presque toujours plus opposés à l'hydrothérapie qu'enthousiastes de cette méthode.

Hecquet, en France, fut grand partisan de l'eau : c'est lui que Lesage ridiculisa dans Gil Blas, sous le nom du médecin Sangrado. Pomme alla en renchérissant sur Hecquet : il macérait ses malades dans l'eau ; il donnait des bains froids de douze heures, et dès que l'eau se réchauffait il la faisait renouveler.

En chirurgie, l'eau froide a été employée dès l'origine de l'art ; mais, chose bizarre, tandis qu'en médecine, depuis Hippocrate jusqu'au 19e siècle, les plus grands noms de la science sont attachés aux découvertes hydrothérapiques, en chirurgie, c'était aux mains des charlatans que pendant ce temps la méthode était tombée. Ils auraient cru ne faire *que de l'eau claire*, qu'on me passe l'expression, s'ils n'avaient pas placé la superstition à côté de la simplicité, en *conjurant* ou *charmant* l'eau, comme on le disait à cette époque de crédulité universelle.

Ambroise Paré s'éleva vigoureusement contre ces sortilèges : « Je dy que ce ne sont les paroles, ni les croix, mais c'est l'eau qui nettoie la plaie, et par sa froideur garde l'inflammation et la fluxion qui peuvent venir à la partie offensée ». Cette pratique des charlatans a continué jusque dans notre siècle. Percy raconte qu'étant à Strasbourg, plusieurs militaires furent grièvement blessés à la suite d'un éclat de canon, et qu'un meunier de la province obtint de l'intendant l'autorisation de traiter ces malades. « Le bonhomme, dit Percy, se mit à laver leurs plaies avec de l'eau de rivière, dans laquelle, marmottant entre les dents quelques paroles inintelligibles, et faisant divers signes tantôt d'une main, tantôt de l'autre, il jetait une très-petite pincée de poudre blanche, que nous reconnûmes être de l'alun ordinaire; il couvrait ensuite les plaies de charpie qu'il trempait dans son eau, toujours en gesticulant et prononçant à voix basse des paroles secrètes. » Percy, supposant que l'eau était au fond le seul remède, obtint la permission de traiter ces nouveaux malades par l'eau seulement; la guérison fut rapide et complète, et le meunier retourna à son moulin.

Depuis Percy, dont les recherches ont fait époque dans la science, on aurait cru que l'eau devait être d'un usage général en chirurgie, et cependant les grandes autorités n'en disent rien. Boyer, Astley et Samuel Coozzer restent muets. Ce n'est que plus tard que Breschet et Bérard jeune se disputèrent la priorité d'une découverte que Joubert, Lombard et Percy avaient faite bien des années avant eux.

Je viens de retracer, très en abrégé, quelle avait été en hydriatrie la marche de la science depuis son origine jusqu'à nos jours. Il est temps maintenant de parler de Priessnitz.

L'on doit en médecine bien plus de découvertes à l'empirisme qu'aux savants systèmes ou aux ingénieuses théories. Priessnitz en est une preuve nouvelle. C'est au hasard qu'il dut l'invention de l'hydrothérapie. Un coup de pied de cheval lui ayant brisé deux côtes, il se borna pour tout traitement, après la réduction, à l'application de compresses d'eau froide. Cette cure éveilla l'attention et attira des malades qui arrivèrent bientôt en foule; les guérisons se multiplièrent, et le retentissement en fut si grand que l'on prétendit que les eaux de Græfenberg possédaient des qualités particulières, et que le maître de l'établissement se servait d'éponges contenant des médicaments actifs. On analysa l'eau et les éponges, mais l'on n'y trouva rien d'extraordinaire. Priessnitz, il faut lui rendre cette justice, n'avait pas même employé la petite poudre du meunier dont Percy nous a raconté l'histoire. C'est en 1829 qu'il commença à recevoir des malades étrangers à la contrée; depuis lors, le nombre des pèlerins de Græfenberg a suivi jusqu'en 1840 une progression rapidement croissante, puisque de 45 en 1829 il s'est élevé à 1576 en 1840; il a plus tard un peu diminué. La vogue a été si grande que, la rapidité des constructions étant loin d'égaler le nombre des arrivants, de grands seigneurs furent obligés de se contenter d'une chambre plus que modeste, et j'ai même entendu raconter que des princes de la maison Esterhazy avaient été réduits, en attendant mieux, à élire domicile sur l'escalier.

« Aujourd'hui, dit M. Scoutetten, Græfenberg est devenu l'hôpital des incurables du monde entier. » — Ces incurables sont pour la plupart de fort bonne maison. Le contraste de leur vie à Græfenberg avec celle qu'ils menaient dans leurs somptueuses demeures, doit bien entrer pour quelque chose dans l'efficacité du traitement qu'on leur fait subir. Les médecins qui ont visité Græfenberg sont unanimes pour reconnaître le talent éminemment pratique et le vrai génie de Priessnitz. C'est un fait digne d'admiration, qu'un simple paysan, ne possédant aucune notion physiologique ou médicale et confiant tout à sa mémoire, ait pu arriver à des résultats thérapeutiques aussi prodigieux. Les malades, enthousiastes de sa personne et de sa méthode, lui ont élevé des monuments et décerné de magnifiques récompenses; mais les médecins ne paraissent point animés pour lui des mêmes sentiments, et ce n'est pas sans raison, car il paraît que son caractère n'est pas à la hauteur de son talent. Il est très-peu aimable pour nos confrères qui, à Græfenberg, sont la bête noire du maître et des élèves. Voici le portrait peu gracieux que M. Schedel fait de Priessnitz: « Il est à regretter que l'immense succès qui a couronné ses efforts n'ait pas amené un changement heureux dans son caractère, et que, devenu millionnaire, tout ce qu'il y a en lui de rude et de revêche n'ait pas été adouci par le bonheur. La science y aurait assurément gagné; car, tel qu'il est, son caractère aigre, difficile et entier, vous rebute et vous repousse. On ne trouve rien en Priessnitz de cette franchise d'un homme qui a poursuivi et mis en lumière une vérité nouvelle ou renouvelée. Loin de là, quelque chose d'essentiellement faux dans son regard et dans ses manières vous engage à douter des faits les moins récusables. »

Tel est le portrait peint par un médecin tout-à-fait désintéressé, il faut le dire. — Voici, en revanche, celui qu'a fait de Priessnitz un de ses malades, M. Gross. Cet enthousiaste allemand, en arrivant à Græfenberg, se croit dans un palais enchanté, rempli de princes et de princesses sur lesquels un malin génie a déversé tous les maux de la boîte de Pandore. Au milieu d'eux est le grand magicien Priessnitz, qui, en les touchant de sa baguette merveilleuse, leur rend tout ce qu'ils ont perdu. « Enfin, dit-il, en parlant de Priessnitz, je me trouvai face à face avec ce phénomène médical, je le trouvai moins joli et moins spirituel, ou pour mieux dire moins fin et rusé qu'il ne l'est dans son portrait. Au contraire, celui-ci n'a pas l'expression de bonhomie, de calme et de réflexion, répandue sur toute la physionomie de Priessnitz. » Comment concilier ces deux peintures si différentes? N'est-ce pas que Priessnitz voyait un concurrent dans M. Schedel, et un client dans M. Gross?

Si le portrait tracé par M. Schedel est exact, il n'est heureusement pas celui de tous les médecins hydropathes, et j'en connais plus d'un aussi instruit, aimable et désintéressé que Priessnitz paraît l'être peu.

Les malades de Græfenberg partagent la haine que Priessnitz paraît avoir vouée aux médecins: « Ce n'est pas à Græfenberg, dit M. Scoutetten, que l'on chante les louanges de la Faculté, mais on accepte en riant ce petit inconvénient; en effet, les malades qui ne guérissent pas entre les mains des médecins auxquels ils se confient, ne ressemblent-ils pas beaucoup aux hommes qui perdent un procès? » Je ferai observer au médecin de Strasbourg qu'à Græfenberg on abuse de la permission: les gens qui perdent leur procès n'ont que vingt-quatre heures pour maudire leurs juges, tandis que les malades de Priessnitz maudissent pendant les trois cent soixante-cinq jours de l'année ceux qui jadis leur ont donné des soins.

Si Priessnitz, comme le dit M. Schedel, reçoit si mal les médecins parce qu'il craint la concurrence, il n'a pas atteint son but, car les établissements hydrothérapiques se sont multipliés dans toute l'Europe. D'après M. Scoutetten, il en existait en 1843 une soixantaine, et depuis lors le nombre a dû en augmenter beaucoup. Chaque année de nouveaux établissements s'élèvent; nous connaissons en Suisse ceux d'Albisbrunnen, de Meyringen, de Bretiége, et tout récemment, dans notre voisinage, M. le docteur Vidart vient de créer celui de Divonne.

M. Vidart s'est occupé depuis plusieurs années de l'hydrothérapie ; il a publié sur cette méthode un écrit qui contient des vues fort sages. C'est sous sa direction que tous les appareils de bains ont été établis, et leur ingénieuse disposition montre chez celui qui les a fait construire une entente parfaite de tous les procédés hydriatriques. Il faut espérer que des guérisons nombreuses viendront récompenser M. Vidart de toutes les peines qu'il se donne pour un établissement auquel un heureux avenir me paraît réservé.

La localité a été fort bien choisie ; le climat de Divonne est très-salubre ; on y respire déjà l'air pur de la montagne ; les environs sont charmants, et ce n'est pas un petit avantage pour les baigneurs, la promenade faisant partie essentielle de la cure.

Le bâtiment des bains est placé auprès des trois grandes sources principales de la Divonne. Cette eau, comme toutes celles qui jaillissent du pied du Jura, est bien oxigénée, légère, agréable et très-fraîche. D'après M. Vidart, sa température est constamment, été comme hiver, de 6° 1/2 centigrades.

On a utilisé, pour la création de l'établissement, l'ancien bâtiment de la papeterie. Les roues qui servaient autrefois à la fabrication du papier font maintenant mouvoir une pompe qui, après avoir puisé l'eau dans la vaste source qui se trouve presque sous les murs de la propriété, la fait arriver dans la partie supérieure du bâtiment, d'où elle est répartie par des conduits dans les chambres destinées aux appareils de douches et de bains. La hauteur de la chute est d'environ 32 pieds.

On trouve réuni, au rez-de-chaussée, tout ce que l'hydriatrie moderne a inventé de plus utile : là ce sont les grandes douches en pluie froide ou chaude où l'eau jaillit dans tous les sens et atteint simultanément tous les points du corps, et, si le besoin le requiert, la grande douche à colonne. Ici la douche ascendante en colonne, ou bien celle en gerbe ou en pluie. On a même songé aux douches spéciales pour les yeux et les oreilles. Plus loin, on trouve la baignoire traversée par un courant d'eau continu, et la douche si elle est nécessaire. A côté sont les bains partiels simples ; ce sont des baignoires contenant seulement quatre pouces d'eau, et dans lesquelles les malades sont frictionnés. Une autre chambre renferme le bain partiel double, qui consiste en deux baignoires contiguës contenant de l'eau à différents degrés ; l'on fait passer alternativement le malade de l'une dans l'autre, et on le frictionne fortement. D'après M. Schedel, Priessnitz aurait renoncé dans le plus grand nombre des cas aux enveloppements, et les aurait remplacés par le double bain de température inégale. Les demi-bains à courant continu, les demi-bains tempérés, le bain profond, complètent tous les appareils de bains nécessaires aux diverses formes de traitement.

Les enveloppements dans le drap mouillé ou dans la couverture de laine, les applications froides de toutes espèces, excitantes ou calmantes, les bains locaux les plus variés, les injections, etc., sont, il va sans dire, en grand usage à Divonne. C'est dans leurs chambres que les malades exécutent cette partie du traitement.

M. Fleury, dont les recherches hydrothérapiques dénotent un excellent observateur, reproche avec raison à la couverture de laine et au drap mouillé l'inconvénient de n'amener que tardivement, et quelquefois jamais, la transpiration, d'affaiblir les malades sans profit, d'être fort désagréables pour tous et réellement intolérables pour quelques-uns. On se représente, en effet, quelle dose de patience il faut avoir pour rester emmaillotté pendant plusieurs heures dans une immobilité absolue; le frottement de la laine et le bain de sueur ajoutent encore au supplice. M. Fleury remplace les enveloppements par l'étuve sèche. Il fait asseoir le malade sur un tabouret au-dessous duquel est une lampe à esprit-de-vin, à plusieurs becs; des couvertures de laine l'enveloppent en entier, mais elles sont tenues éloignées du corps par un cerceau; suivant l'effet qu'on veut produire, on allume un ou plusieurs des becs de la lampe, et l'on obtient ainsi rapidement la transpiration; en poussant la chaleur jusqu'à 60°, l'effet révulsif est très-prompt et très-utile dans certaines affections névralgiques; à 40°, on a une simple sudation.

A Albisbrunnen, le docteur Brunner emploie un procédé très-simple pour les personnes auxquelles l'enveloppement ne convient pas. C'est un bain de vapeur donné de la manière suivante: on fait asseoir le malade sur un tabouret qui lui-même est placé dans un grand baquet plein d'eau chaude; les pieds reposent sur un escabeau placé dans un plus petit baquet rempli aussi d'eau chaude; des couvertures de laine entourent le malade et empêchent l'évaporation; la transpiration arrive ainsi très-promptement. Nous ne doutons pas que le docteur Vidart n'utilise ces nouveaux procédés.

Une ressource précieuse que l'on trouve à Divonne et que l'on rencontrerait difficilement ailleurs, ce sont les trois grandes piscines qui sont traversées par les trois grandes sources de la Divonne, et qui offrent les avantages des bains de rivière à basse température. Nous connaissons tous l'influence heureuse que ces bains exercent sur la santé. Les excellentes recherches de notre confrère, le docteur Herpin, sur les eaux de l'Arve, ont démontré tout le parti qu'on pouvait en tirer. La diminution de la chaleur du corps, qui peut être de 10° R. et se maintenir ainsi pendant assez longtemps, la petitesse du pouls, et plus tard son accélération sont les résultats physiologiques de l'immersion dans l'eau de rivière, comme l'a prouvé notre savant confrère qui a fait connaître, en outre, l'action favorable de ces bains dans un grand nombre de maladies. L'établissement qui vient récemment d'être élevé sur les bords de l'Arve, et qui se distingue par son élégance et sa commodité, sa propreté et sa bonne tenue, rend déjà de grands services aux habitants de notre ville, et sera très-utile aussi aux malades qui, après avoir fait une cure complète dans les établissements hydrothérapiques, désireraient continuer la partie du traitement que l'on peut faire sans se déplacer. J'en connais quelques-uns qui, à la suite d'une cure complète à Bretiége ou à l'Albis, se trouvent très-bien de ce demi-traitement. Plusieurs personnes m'ont fait observer qu'elles trouvaient à l'eau de l'Arve une propriété plus tonique, un je ne sais quoi qu'elles n'avaient pas rencontré dans les piscines des établissements spéciaux. Le sable que la rivière charrie en abondance et l'origine de l'eau sont peut-être pour quelque chose dans ce résultat.

Je reviens à Divonne. Le premier et le second étage des bâtiments sont occupés par 60 chambres très-convenables et bien disposées pour y trouver le confortable pendant les cures d'hiver; 35 chambres sont pourvues de cheminée. Un large escalier fait communiquer cet étage avec le rez-de-chaussée; mais les procédés hydrothérapiques et la sudation, en particulier, réclamaient un autre mode de communication. M. Vidart a fait, à l'instar de plusieurs établissements hydrothérapiques (Marienberg, Bretiége), construire une trappe au moyen de laquelle les étages supérieurs communiquent directement avec le bas de la maison ; un fauteuil, mu par un appareil convenable, reçoit les malades tout emmaillottés, et les descend de leurs chambres aux bains ou à la douche du rez-de-chaussée. Cette trappe, qui livre passage au fauteuil aérien, n'a rien d'effrayant et ne mérite pas la description un peu fantasmagorique qu'un de nos spirituels confrères faisait, dans un feuilleton de la *Gazette médicale*, de l'enveloppement et de la trappe de Marienberg : « Avant le jour, dit-il, armé d'une lanterne, arrive un serviteur allemand ; sur le matelas il étend une couverture de laine par-dessus un drap trempé dans l'eau froide et bien tordu. Un geste vous montre qu'il faut s'y placer nu, les bras collés au corps ; en un tour de main, avec une adresse merveilleuse, vous voilà enseveli comme un mort, roulé comme une carotte de tabac. Par-dessus, deux couvertures, deux édredons, les trois couvertures du lit, votre manteau, la maison si l'on pouvait, puis on vous laisse à vos réflexions. J'avais fini par m'assoupir ; le baigneur arrive, me place dans une petite voiture, me conduit à une trappe où un fauteuil à contre-poids descend je ne sais où ; deux frotteurs me souhaitent en allemand la bienvenue, et du geste m'invitent à m'asseoir dans un baquet ovale qui contient six pouces d'eau, dont, par égard pour la faiblesse d'un débutant, la température est de 20°. Les deux bourreaux me frottent à m'enlever la peau. Placé derrière eux, le *Badmeister* surveille l'opération et me jette quatre ou cinq seaux d'eau sur la tête. N'est-ce pas là une scène de l'inquisition? »

Les malades qui se rendent à Divonne n'éprouveront point de si grandes inquiétudes ; on ne les descendra pas dans les entrailles de la terre, et le *Badmeister* est un fort digne homme, très-adroit et très-entendu, dit-on, et dont la figure n'est point celle d'un suppôt du saint-office. Les procédés hydriatriques exigeant une grande dextérité et une grande habitude, M. Vidart dresse une escouade de baigneurs, auxquels il fait répéter chaque jour la manœuvre, et nous ne doutons pas que bientôt ils n'aient acquis toute la dextérité de ceux de Marienberg. Pour transporter les malades de leur chambre aux bains, on se sert aussi à Divonne de fauteuils ou chaises à porteurs absolument semblables à ceux qui sont en usage aux eaux d'Aix.

Les malades que j'ai vus à Divonne m'ont dit que l'enveloppement s'y faisait fort bien, et ce n'est pas une petite affaire que de bien envelopper son malade. En hydriatrie, le *modus faciendi* a une très-grande influence sur la réussite de la cure, et l'enveloppement en particulier n'est pas chose aisée. L'adage chirurgical, *tutò, citò et jucundè*, trouve ici son application. Le point important, comme le fait observer M. Schedel, c'est de bien appliquer la couverture autour des épaules et du cou, sans quoi la chaleur du corps se dégage par cette ouverture, et la transpiration ne s'établit que très-difficilement.

Le régime a pour le succès de la méthode une très-grande influence. Au début, Priessnitz conseillait un régime exclusivement froid ; depuis lors il s'est relâché de cette sévérité, mais il prescrit cependant un régime uniforme que ses adeptes n'ont que trop rigoureusement suivi. Il conseille de manger beaucoup, mais son menu n'est pas délicat. Le voici tel qu'il est décrit dans l'ouvrage de M. Scoutetten, et tel qu'on le retrouve dans la plupart des établissements hydropathiques : « A huit heures du matin, un verre de lait froid et un morceau de pain. A une heure, dîner très-frugal, un peu de soupe, un plat de viande, des légumes, des fruits de la saison et de l'eau en abondance. Les aliments, dit M.

Scoutetten, sont apprêtés avec une simplicité rustique qui serait intolérable dans les conditions ordinaires de la vie. A sept heures et demie l'on soupe; le repas auquel on donne le nom de souper est la répétition exacte du déjeuner, deux verres de lait froid et un morceau de pain. »

Déjà bien des médecins, et je citerai en particulier M. Fleury, l'habile directeur de Bellevue, se sont élevés contre ces rigoureuses prescriptions. Il est en effet absurde, même dans un siècle ultra-démocratique, de soumettre l'estomac au niveau égalitaire. Heureusement que tous les hydropathes ne partagent pas à cet égard les vues de Priessnitz, et ceux de mes malades que j'ai confiés les années précédentes à mes habiles confrères, le Dr Jonquière à Bretiége, et le Dr Brunnen à l'Albis, ont obtenu, quand le cas le requérait, les modifications nécessaires à la rigueur du régime. A Divonne, le docteur Vidart ne partage point l'engouement de Priessnitz pour la nourriture du paysan; je me suis assuré par moi-même que l'ordinaire était fort bon, et les malades m'ont affirmé qu'il en était de même tous les jours. Le thé et le café sont exclus avec raison; l'on ne permet le vin que dans des cas très-exceptionnels, mais la nourriture est abondante, saine et bien apprêtée. Les honneurs de la table sont faits avec beaucoup de grâce par la maîtresse de la maison.

Le traitement hydrothérapique a lieu tous les jours, sauf le dimanche qui est un jour de repos complet pour les malades et les employés de l'établissement. M. Vidart suspend aussi la cure chez les femmes pendant quelques jours chaque mois, contrairement aux habitudes d'un grand nombre d'hydropathes et de Priessnitz en particulier. Des raisons de convenance et de santé me font partager entièrement, à cet égard, sa manière de voir.

Je ne m'occuperai pas ici de tous les détails relatifs à la vie que l'on mène à Divonne, et aux agréments que l'on peut y rencontrer : c'est l'affaire d'un prospectus. Je n'ai eu d'autre objet dans ces lignes que de faire connaître à mes confrères la nouvelle ressource thérapeutique qu'ils ont dans leur voisinage, et dont, je n'en doute pas, eux et leurs malades seront heureux de pouvoir profiter.

ÉTUDES PRATIQUES

SUR

L'HYDROTHÉRAPIE.

Ire PARTIE.

CHAPITRE Ier.

Des divers procédés hydriatriques en usage à Divonne.

—

DE L'ÉTUVE SÈCHE.

Cette opération consiste dans l'enveloppement du malade dans deux couvertures de laine, de manière à concentrer autour du corps tout le calorique qui en rayonne, et par *ce seul fait* provoquer la sueur. L'expérience a prouvé que le moment le plus favorable pour la production de ce phénomène était environ à quatre heures du matin; le procédé est fort simple : deux couvertures de laine sont étendues sur le lit du malade qui s'y couche, entièrement dépouillé de ses vêtements; les articulations ou les parties douloureuses sont alors rapidement recouvertes de compresses humides et fortement exprimées, non-seulement pour calmer les douleurs que pourrait exaspérer le contact de la laine, mais encore pour produire sur les parties affectées une transpiration plus abondante. Un urinal est placé entre les jambes; cela fait, on procède à l'enveloppement; les deux couvertures de laine sont successivement appliquées, de manière à ce que l'air extérieur ne puisse être en contact avec la peau; la tête reste entièrement libre. Au bout d'un temps plus ou moins long, qui varie entre deux et cinq heures, suivant l'état de l'atmosphère, ou suivant la force organique du malade, la sueur apparaît. Quelques auteurs ont cherché à établir une différence entre la transpiration et la sueur, soit dans leur nature, soit dans leur composition; cette assertion n'est rien moins que fondée, et reste toujours pour le moment à l'état d'hypothèse : ces deux produits de l'exphorèse cutanée diffèrent seulement par leur quantité; j'emploierai donc indistinctement le mot transpiration et le mot sueur, comme expliquant pour moi le même phénomène.

Dans quelques établissements de Suisse et d'Allemagne, à Paris même, on a cherché par des moyens artificiels à accélérer l'apparition de la sueur et à diminuer la durée de cette opération en modifiant le système primitif dû entièrement à Priessnitz, et qui, à quelques personnes, peut paraître incommode; les uns placent le patient au-dessus d'un baquet rempli d'eau bouillante, et les couvertures, maintenues éloignées du corps par un cerceau, enveloppent complètement le malade qui est assis sur une chaise; au lieu d'eau bouillante, les autres emploient des lampes à esprit-de-vin, des cailloux, des carreaux fortement chauffés, ou dans le lit même, de la pierre-à-chaux entourée d'un linge humide; quelques-uns font courir leurs malades jusqu'à la transpiration, et les font ensuite emmaillotter; d'autres leur permettent de s'agiter outre mesure pendant l'enveloppement, ou de faire chauffer leurs couvertures devant le feu avant cette opération; tous ces moyens, à mon avis, sont plus ou moins dangereux. Après le bain qui suit le maillot, les malades placés dans les circonstances citées plus haut éprouvent des angoisses, des palpitations, et, pendant l'enveloppement, une surexcitation, un malaise, qui rendent cette opération insupportable et qui favorisent les congestions vers la tête.

Pour moi, d'après mes observations particulières, j'ai pu constater que le bain froid ou tempéré qui suit la sudation était beaucoup plus efficace et n'amenait aucun symptôme fâcheux, lorsque le malade, enveloppé dans ses couvertures, attendait patiemment qu'une transpiration passive apparut, sous l'influence seule de son propre calorique. La seule précaution que je recommande quelquefois est de placer sous le drap du lit, avant de se coucher, les couvertures de laine qui, le matin, doivent servir à l'enveloppement; elles sont maintenues par ce moyen si simple à la température du corps, et l'on peut arriver ainsi à diminuer la longueur de l'opération. J'ai aussi observé que, par l'adjonction de tous ces moyens factices, non-seulement on produisait une surexcitation nerveuse, qu'il importe beaucoup d'éviter, mais aussi que la puissance éliminatrice était considérablement diminuée, et que dans certaines affections goutteuses et rhumatismales on obtenait rarement le résultat désiré. Il existe aussi une condition indispensable pour que l'emmaillottement se fasse promptement et bien, c'est d'engager le malade à ne pas s'endormir; car, si le sommeil le gagne, il perd du temps, et peut rester deux ou trois heures de plus dans le maillot sans que la sueur apparaisse.

La sudation est donc, sans contredit, la partie la plus importante de cette opération; lorsque la sueur a duré quinze à vingt minutes environ, je fais boire au malade un quart de verre d'eau froide; quelques secondes après l'ingestion de cette eau, la sueur s'arrête, un frisson survient, et après cinq ou dix minutes, la transpiration reparaît plus abondante qu'auparavant. Que se passe-t-il alors? L'eau introduite dans l'estomac à une très-basse température fait perdre à ce viscère la chaleur qui l'harmonisait avec le reste du corps; tous les courants de calorique, qui ralentis suivaient cependant encore une marche excentrique, se raniment, reviennent sur eux mêmes, en se dirigeant vers l'estomac, hâtent la digestion de cette eau, favorisent son assimilation avec le sang qui, devenu plus fluide, fournit lui-même de nouveaux matériaux à la transpiration cutanée et pulmonaire, et se rétablissent pour un instant avec une énergie que la réapparition de la sueur leur fera perdre encore. Ce phénomène existe toujours en vertu des lois qui président à *l'action et à la réaction* (1).

Il n'y a rien de plus variable que la quantité de sueur fournie par chaque malade, pendant la même durée d'emmaillottement; quelquefois elle traverse les matelas; on peut la recueillir goutte à goutte sous le lit; d'autres fois, elle mouille à peine la couverture. On est tout étonné de voir des malades faire chaque jour d'aussi grandes déperditions, sans en éprouver la moindre fatigue ni la moindre faiblesse : d'après les expériences de Séguin et de Lavoisier, et celles non moins curieuses de Sanctorius qui, on le sait, eut la patience de rester trente ans sur le plateau d'une balance, en mesurant minutieusement ce qui entrait dans son corps et ce qui en sortait, il paraîtrait que nous perdons chaque jour, par la transpiration insensible, deux kilogrammes de

(1) Voir plus loin la *théorie des courants de calorique*, page 35.

notre poids qui est immédiatement réparé par les boissons et les aliments. J'ai voulu me rendre compte de la quantité de transpiration que peut perdre un malade pendant une forte sudation ; j'ai pris pour sujet d'expérimentation un jeune homme âgé de 22 ans et qui fait l'objet de l'observation deuxième : je l'ai pesé avec beaucoup de soin avant l'opération, je l'ai fait emmaillotter ; au bout d'une heure et demie, il avait perdu deux kilogrammes de son poids ; comme, pendant le maillot, il avait bu 200 grammes d'eau, la transpiration cutanée et pulmonaire avait produit une déperdition de 2,200 grammes. Il est bon de noter qu'il a fait, pendant quinze semaines qu'a duré son traitement, 160 maillots à peu près semblables et presque constamment deux par jour, sans que sa constitution en parût affaiblie ; au contraire, il se sentait plus vigoureux et plus fort ; il est vrai que l'appétit était devenu considérable et que les fonctions digestives s'accomplissaient parfaitement. Il résulterait donc de cette expérience qu'une seule sudation peut nous faire éprouver, en une heure et demie, une perte équivalente à celle qu'on subit habituellement en vingt-quatre heures; quelle puissante modification de pareils moyens doivent-ils exercer sur la composition de nos liquides, en activant les forces de réparation et d'assimilation !

Comme je l'ai dit un peu plus haut, je fais boire la même quantité d'eau froide, tous les quarts-d'heure environ, après avoir laissé chaque fois la transpiration se rétablir convenablement. Je désirais depuis longtemps trouver un moyen qui permît au malade emmaillotté de boire lui-même, quand, d'après mes indications, il jugeait convenable de le faire ; le service, d'un autre côté, eût été rendu plus facile. Je viens d'adopter un système qui me satisfait sous tous les rapports : quand le malade est dans son maillot, privé par conséquent de l'usage de ses mains, je fais placer sur sa table de nuit, une carafe remplie d'eau fraîche, et dans laquelle plonge la courte branche d'un tube capillaire ayant la forme d'un syphon; l'extrémité de sa longue branche est légèrement recourbée, et s'arrête à un pouce ou deux des lèvres du malade; chaque fois que ce dernier veut boire, il soulève un peu la tête, il introduit entre ses lèvres l'extrémité du tube, il aspire et boit autant d'eau que cela est nécessaire; quand il cesse d'aspirer, l'écoulement par le tube s'arrête de lui-même; je le fais boire aussi longtemps que je veux maintenir la transpiration générale.

Aussitôt que la sueur commence à paraître sur le visage, je fais ouvrir la fenêtre de la chambre, pour que le malade respire un air plus frais; on prévient de cette manière les congestions au cerveau; dans le même but, je fais appliquer sur le front et au sommet de la tête des compresses imbibées d'eau froide qu'on renouvelle à mesure qu'elles s'échauffent.

Quand la sueur est tout à fait établie, je fais modérément desserrer les couvertures, de manière que la respiration soit plus libre et que le malade puisse exécuter quelques légers mouvements des bras.

Malgré cette extrême concentration de calorique, la température de l'intérieur de la bouche n'augmente pas d'un quart de degré, et le pouls reste stationnaire; ses pulsations sont seulement plus fortes. L'étuve sèche est suivie, selon la force organique du malade et selon les indications que présente la maladie, soit de la grande piscine à 6° 1/2 centigrades, soit du bain tempéré de 25° à 10°, soit du bain partiel ou de l'ablution.

DE L'ÉTUVE HUMIDE.

L'étuve humide ne diffère de l'étuve sèche que par l'addition d'un drap de grosse toile mouillé, placé entre la première couverture et la peau; selon le but qu'on veut atteindre, ce drap trempé dans l'eau froide est peu tordu ou l'est complètement: dans le premier cas, son action est sédative; dans le second, elle est tonique. Comme les pieds se réchauffent plus difficilement que le reste du corps, je ne les fais jamais envelopper dans le drap mouillé; quelquefois même, je ne fais placer le drap que sous les aisselles, en laissant les épaules libres; les couvertures de laine sont appliquées comme dans l'étuve sèche, avec le même soin à éviter le contact de l'air; cette précaution serait, à vrai dire, plus importante encore que dans l'enveloppement sec, car la moindre évaporation pourrait être ici nuisible au malade et au succès de l'opération.

L'application de ce drap est d'abord suivie d'une sensation de fraîcheur, puis d'un léger frisson qui résulte évidemment de la soustraction du calorique de toute la surface cutanée; au bout d'une minute, un sentiment de bien-être qui est plus marqué chez les fébricitants, succède à ce frisson; la chaleur reparaît, elle augmente; l'eau que contient le drap commence à s'évaporer sous l'influence du calorique qui s'accumule et que retiennent les couvertures, et le malade se trouve bientôt enveloppé d'une atmosphère chaude et humide qui produit, en quelque sorte, l'effet d'un bain de vapeur. Les sécrétions de la peau s'activent, la face devient rouge, et la sueur ne tarde pas à se déclarer: tantôt je cherche, comme dans l'étuve sèche, à exciter, à entretenir cette transpiration en faisant boire de l'eau froide au malade;

tantôt, lorsque la chaleur est considérable et avant que la sueur apparaisse, je fais préparer un second lit avec d'autres couvertures et un drap moins mouillé, ou, pour mieux dire, plus exprimé, et le malade y est de nouveau emmaillotté afin de provoquer une seconde réaction en activant la rapidité des courants, et en faisant une soustraction nouvelle de calorique. Ce dernier moyen est essentiellement antiphlogistique; je l'emploie surtout dans les fièvres d'accès et dans les cas où l'état pyrétique inflammatoire est continu.

Lorsque la réaction s'est franchement établie, le malade est transporté dans les salles de bains où on lui fait des ablutions à des degrés différents, suivant sa force ou suivant l'habitude du froid qu'il a déjà contractée pendant sa cure et qui le rend moins impressionnable.

L'étuve humide est une invention de Priessnitz, et certes ce moyen si simple en apparence et si ingénieux a déjà rendu de tels services, que Priessnitz, n'eût-il imaginé que ce seul procédé, on lui devrait encore la reconnaissance la plus grande. Ici, comme dans l'étuve sèche, lorsque la plus grande quantité de calorique est accumulée autour du corps, le nombre des pulsations artérielles ne tend pas à s'élever; au contraire, sous l'influence de l'étuve humide, lorsque le pouls est accéléré, fiévreux, il reprend bientôt, et pendant l'opération même, le rhythme normal. Ce ralentissement du pouls est surtout durable, lorsqu'ayant obtenu la température la plus élevée, j'interromps l'opération pour la recommencer dans un nouvel appareil.

Quand l'étuve humide continue sans interruption et que je suis arrivé au moment où la transpiration éclate, la chaleur intérieure du corps, prise sous la langue, n'a pas varié d'une manière sensible; la température extérieure prise sous l'aisselle a augmenté au contraire de trois à quatre degrés. Comment expliquer cette différence relative dans la répartition du calorique ? j'adopterais volontiers, pour le faire, la théorie exposée il y a une vingtaine d'années par M. le professeur Pelletan dans la *Revue Médicale*, et dont la publication a passé presqu'inaperçue : c'est que la rapidité des courants de calorique développés soit par l'hématose, soit par le sang lui-même lorsqu'il change d'état dans les systèmes capillaires, est augmentée, lorsque le milieu dans lequel se trouve le corps est à une basse température, tandis qu'elle est diminuée, au contraire, lorsque le corps est placé dans un milieu dont la température est égale ou supérieure à la sienne. La rapidité des courants augmenterait donc dans le premier temps de l'opération, aussitôt que la première impression du froid serait passée; et dès que le calorique soustrait à mesure s'accumulerait, que l'équilibre dans la température intérieure et extérieure se serait établi ou que cette dernière s'élèverait, la transmission des courants serait plus lente ; c'est pourquoi, dans le moment où la sueur éclate, la chaleur intérieure du corps se trouve à peu près normale ; quand, par suite de l'accumulation du calorique fourni par les déperditions successives et maintenu forcément entre les couvertures et la peau, la température extérieure est augmentée de trois à quatre degrés (1).

(1) *L'activité organique est proportionnelle à la valeur des courants de calorique qui traversent les organes.*

La rapidité des courants peut être accrue par la soustraction externe du calorique aussi bien que par un excès de production, pourvu que, dans le premier cas, la source intérieure soit suffisante.

Tous les êtres organisés sont dans des conditions nécessaires pour être habituellement le siége de courants de calorique. — Cette dernière proposition exige, pour son développement, que nous établissions d'abord quelles sont les conditions nécessaires à l'existence d'un courant de chaleur à travers un corps. Il est évident qu'elles se réduisent à trois : 1° une

J'ai cru devoir, à propos de l'étuve humide dont beaucoup de personnes ne comprennent ni le but ni l'action, exposer cette théorie qui me satisfait complètement sur la production des courants de calorique; elle n'est pas neuve,

source de calorique; 2° un moyen de déperdition de calorique; 3° un moyen de conduction ou une propriété conductrice dans le corps en question.

Quant à la source de calorique, nous ferons remarquer qu'elle peut être de deux natures différentes; qu'il peut y avoir une production locale de calorique par suite de phénomènes spéciaux, comme dans les animaux qui respirent, ou que le corps peut être en communication constante avec un réservoir commun qui lui fournisse continuellement du calorique, comme cela arrive pour les végétaux qui tiennent à la masse du globe.

Quant aux moyens de déperdition, ils peuvent être de deux espèces : par contact avec des corps plus froids, ou par changement d'état des liquides qui se transforment en vapeur.

Quant à la propriété conductrice, elle est rare et très-imparfaite dans les corps solides, puisque les métaux seuls en jouissent à un certain degré, et elle est presque nulle dans les liquides et les gaz; mais le calorique peut être transporté avec une grande rapidité d'un lieu dans un autre, en vertu de la mobilité et par le déplacement des molécules liquides, en sorte que ce moyen de conduction est infiniment plus puissant et plus rapide que la propriété conductrice des corps solides. . . . .
. . . . Les animaux à sang rouge et chaud possèdent au plus haut degré toutes les conditions nécessaires à l'existence de courants de calorique à travers leurs organes; leur respiration étendue et complète agit sur la totalité de la masse de leur sang; leur circulation est énergique et rapide; l'une et l'autre fonction peuvent être excitées ou ralenties de manière à augmenter ou diminuer au besoin la production de calorique. Ils sont sans cesse en position de perdre du calorique par voie de contact aussi bien que par évaporation, puisque leur température habituelle est supérieure à celle du fluide élastique qui les entoure; enfin une transpiration toujours considérable, et qui peut s'accroître par les influences extérieures, les rend capables de supporter, sans périr, de très-hautes températures extérieures. . . . .

il est vrai ; mais je la préfère à celle plus récente de M. Magendie qui, en opposition complète avec la doctrine de Black, de Lagrange, de Despretz, de Lavoisier, etc., déclare, d'après ses expériences, qu'il ignore absolument quelle est

. . . . Il faut considérer ici que, d'abord et en général, la masse du corps d'un tel animal est échauffée par l'intérieur et refroidie par l'extérieur, et qu'en outre la surface interne du poumon est aussi le siége d'une déperdition de calorique, en sorte qu'il faut nécessairement admettre que la masse des organes est incessamment traversée par des quantités de calorique qui dépendent simultanément de la rapidité de la production, de l'activité et de la transmission, et de la valeur relative des pertes dans un temps donné, en sorte, par exemple, que la rapidité des courants sera diminuée :

1° Si la production est ralentie, c'est-à-dire si les fonctions respiratoires sont moins énergiques ;

2° Si la transmission devient plus lente, ce qui dépendra de l'état actuel de la circulation ;

3° Enfin si les déperditions extérieures sont empêchées ou diminuées par l'élévation de la température du milieu, par la présence d'une grande quantité de vapeur déjà formée, ou enfin par l'immersion du corps dans un liquide aussi chaud que lui.

. . . . Il faut, pour donner quelque importance à l'idée des courants de calorique, rechercher s'ils peuvent et doivent en effet exister dans l'intérieur du tissu des organes. Or, il est démontré que le sang artériel jouit, en sortant des poumons, d'une température supérieure à celle du reste du corps (*), et il est même probable qu'il est capable de dégager de nouvelles quantités de calorique, lorsqu'il vient à changer d'état dans les systèmes capillaires.

Ce sang artériel est rapidement transmis dans toutes les parties du

(*) Nous obéissions, en disant cela, à une idée généralement admise ; mais depuis nous avons démontré : 1° que la chaleur se développait exclusivement dans le poumon ; 2° qu'elle était due à l'hémathose. — *Traité de Physique médicale*, 3e édition. — Paris, 1836 ; tome II, p. 202, par le professeur Pelletan.

la source réelle de la chaleur animale. J'accepte donc pour le moment cette théorie jusqu'à meilleure explication.

Dans le traitement des maladies chroniques, j'emploie l'étuve humide jusqu'à production de chaleur et simple moiteur, soit momentanément pour préparer la peau aux modifications qu'elle doit subir, soit d'une manière plus continue dans l'atonie, l'anémie et la chlorose.

J'emploie les mêmes moyens que dans l'étuve sèche pour combattre ou prévenir les congestions vers la tête, et le même appareil à syphon pour faire boire le malade ; une condition indispensable pour que l'opération marche convenablement, c'est, je le répète, de ne jamais envelopper les pieds, que souvent même je fais frictionner avant l'enveloppement.

Je fais suivre l'étuve humide soit de la piscine à 6° 1/2 centigrades, soit du bain partiel à 10 ou 12°, soit de la simple lotion ou de l'ablution.

corps par des vaisseaux d'abord très-gros et toujours situés profondément, de manière à éviter les déperditions de chaleur prématurées.

D'une autre part, le sang veineux, revenant de toutes les parties du corps vers le cœur, ne saurait posséder et ne possède, en effet, que la température propre à ces différentes parties, c'est-à-dire inférieure à celle du sang artériel. Ce sang veineux revient avec lenteur, en parcourant des vaisseaux dilatables, dont un grand nombre se trouvent situés superficiellement et directement exposés aux causes de refroidissement.

De ces considérations on doit conclure que toute l'organisation est habituellement traversée par des fluides dont l'un est plus chaud que l'autre, en sorte que toutes les parties du corps, considérées à part, peuvent et doivent être le siége de courants de calorique qui les traversent pour se porter du sang artériel au sang veineux. Il est encore évident que le cœur et les poumons doivent être les organes dans lesquels ces courants seront plus considérables, puisqu'ils sont sans cesse pénétrés d'une grande masse de ces deux fluides à températures inégales, etc., etc. — *Mémoire sur les phénomènes de chaleur qui se produisent dans les êtres vivants*, par le professeur Pelletan. — *Revue médicale*, décembre 1826.

DES FRICTIONS AVEC LE DRAP MOUILLÉ.

Ce procédé est fréquemment employé à Divonne, et il constitue presqu'à lui seul le traitement des cinq à six premiers jours ; l'opération est fort simple : un drap de grosse toile et d'une certaine ampleur est trempé dans l'eau froide et exprimé plus ou moins suivant l'action qu'on veut produire ; le doucheur, muni de ce drap, va trouver dès le matin le malade dans son lit ; ce dernier se lève, se déshabille complètement et reçoit le drap sur les épaules de manière à ce que le corps en soit totalement entouré. Dans quelques établissements, on a l'habitude de le jeter toujours par-dessus la tête et d'envelopper ainsi le malade comme dans un linceul ; par ce moyen, sans doute, on favorise la réaction en raréfiant l'air qui est sous le drap ; mais j'y ai reconnu un grave inconvénient, celui de produire des congestions vers la tête, de donner des vertiges et des céphalalgies assez violentes ; aussi je recommande la plupart du temps à mes doucheurs de ne l'appliquer que sur les épaules, en laissant la tête entièrement libre. Cela fait, le malade prend le drap à pleines mains et se frictionne lui-même la poitrine, le visage, l'abdomen pendant que le doucheur frictionne à plat avec la paume des deux mains le dos, les lombes et les membres inférieurs ; la friction dure environ cinq minutes, rarement davantage ; dans certains cas, lorsque la chaleur du corps est très-abondante et que le drap s'échauffe trop promptement, je fais répandre par-dessus une ondée d'eau froide et la friction recommence. Les effets des frictions avec le drap mouillé sont à peu près identiques à ceux produits par l'étuve humide ; la rapidité des courants de calorique est augmentée, et la déperdition a lieu par la vaporisation de l'eau que le drap retient dans son tissu. Je fais alors enlever le drap humide qui est remplacé par un autre drap sec et grossier; les frictions sont faites avec la même vigueur, et quand le corps est bien essuyé, que la réaction s'est franchement établie, le malade s'habille à la hâte et entretient cette réaction salutaire par la marche ou l'exercice.

Lorsque le malade est atteint d'une affection qui l'oblige à rester couché, je modifie la friction avec le drap mouillé comme je viens de la décrire, par l'application partielle de serviettes mouillées, sur les bras d'abord, sur le tronc et les membres inférieurs; chaque partie frictionnée séparément avec le linge mouillé est ensuite essuyée fortement avec un linge bien sec et recouverte successivement. Ce moyen n'est adopté que lorsqu'on ne peut pas employer les frictions générales qui, agissant à la fois sur toute la périphérie du corps, ont une plus grande efficacité; en effet, malgré toutes les précautions possibles, pendant qu'on agit sur une partie du corps, la réaction ne se soutient pas dans celles qui viennent d'être frictionnées; cela arrive surtout lorsque ces frictions partielles sont faites après la sueur.

DE LA CEINTURE MOUILLÉE, DES COMPRESSES EXCITANTES ET CALMANTES.

La ceinture mouillée s'applique de différentes manières: tantôt c'est un simple plastron en toile double qui, ayant la forme de l'abdomen, est maintenu en place par deux cordons faisant le tour du corps; sous ce plastron sont deux ou trois boutons auxquels s'attache une compresse mouillée, pliée en plusieurs doubles et portant sur un de ses côtés des boutonnières correspondantes; cette compresse s'échauffe par le contact de la peau dont elle absorbe le calorique, et se change aussitôt qu'elle est sèche. Je l'aurais adoptée si elle n'avait eu l'inconvénient d'être flottante, et par cela même d'exposer au refroidissement par le facile contact de l'air; celle qui est en usage à Divonne est beaucoup plus simple: elle consiste en une bande de toile, large de huit pouces environ et faisant trois fois le tour du corps; le premier tiers seul est mouillé et exprimé, et les deux autres tiers secs couvrent exactement le premier; comme cette ceinture se dessèche assez vite, et qu'il faut la mouiller de nouveau trois à quatre fois par jour, je conviens qu'elle peut paraître assez incommode; aussi, pour obvier à cela, j'adopterai pour l'avenir une bande double, large de huit pouces, qu'on ne renouvellera que deux fois au plus par jour, parce que je la ferai couvrir d'une autre toile garnie d'un enduit imperméable qui, en empêchant l'évaporation, maintiendra la compresse plus longtemps humide.

La compresse excitante est un linge plié en plusieurs doubles, suivant la région sur laquelle il convient de l'appliquer; elle est mouillée, *fortement exprimée* et recouverte avec le plus grand soin d'une autre compresse double et sèche maintenue par un ou deux tours de bande. Ce genre d'application explique assez le nom d'*humides-sèches* donné à ces compresses par quelques hydropathes.

La compresse calmante est aussi un linge plié en plusieurs doubles, mouillé et *non exprimé*, qui s'applique sans l'adjonction de la compresse sèche et qui se renouvelle à chaque instant.

Avec la compresse excitante comme avec la ceinture mouillée, on veut, autant que possible, concentrer sur la région où on les applique une vapeur humide et chaude; et, avec la compresse calmante, au contraire, on cherche, en soutirant le calorique de la partie congestionnée, à favoriser une évaporation constante.

La ceinture mouillée et la compresse excitante, en maintenant une chaleur douce et toujours en équilibre avec la température des parties qu'elles recouvrent, sont bien préférables à tous les topiques émollients, tels que cataplasmes et fomentations, etc., qu'on applique en général très-chauds, et qui, par cela même, au lieu de combattre l'excès de calorique, premier élément de l'inflammation, le concentrent et l'accumulent encore. Elles agissent, en outre, en favorisant le travail d'élimination par l'excitation constante qu'elles donnent à la surface cutanée; en effet, je remarque souvent, chez presque tous les malades porteurs de ceinture mouillée, des plaques érythémoïdes, des éruptions vésiculeuses et pustuleuses plus ou moins prononcées sur la région que limite la ceinture.

La compresse excitante sert à panser exclusivement toutes les éruptions critiques à l'état inflammatoire ou à l'état de suppuration, à couvrir les articulations goutteuses ou les parties engorgées, et quelquefois à opérer une dérivation pour dégager quelque organe malade.

La ceinture mouillée s'applique ou autour des hypocondres, ou sur le bas-ventre; dans le premier cas, pour combattre les engorgements du foie, les dyspepsies, les spasmes de l'estomac; et dans le second, lorsque les intestins semblent plus particulièrement paresseux ou malades, et qu'on veut combattre une constipation rebelle.

Dans les établissements d'Allemagne, on fait porter cette ceinture à presque tous les malades indistinctement; il est évident qu'elle n'a aucun effet salutaire dans un grand nombre de maladies; c'est donc un abus qu'il fallait faire disparaître, et un assujettissement de moins pour certains malades qui peuvent s'en passer.

DE LA GRANDE DOUCHE A COLONNE.

Elle consiste dans une colonne d'eau de un à deux pouces de diamètre, tombant verticalement d'un point plus ou moins élevé. J'ai souvent entendu préférer les douches à colonne dont la chute n'était pas verticale, mais oblique; j'avoue que je n'en comprends pas le motif, attendu que, si c'est pour éviter le choc contusif que peut produire une chute d'eau tombant avec force à angle droit sur une partie du corps, ce dernier peut facilement et doit même être présenté sous la douche de manière à ce que la colonne d'eau forme un angle obtus avec la surface qu'elle doit frapper; rien n'est plus facile.

Les bains des dames, complètement séparés de ceux des hommes, renferment à Divonne une douche à colonne dont la pression n'est que de 32 pieds, et celle des hommes de 40 pieds; l'eau est amenée à huit pieds environ du sol par des conduits en plomb, dont il est facile à l'extrémité de diminuer le diamètre en y ajustant de petits tuyaux de différentes grosseurs; ce qui permet de varier la force de la douche quand le besoin l'exige.

A Græfenberg et à Freywaldau, les douches n'ont que 18 pieds de chute, et leur grosseur varie depuis un demi-pouce jusqu'à quatre pouces de diamètre; j'obtiens aussi promptement qu'à Græfenberg le même effet en n'ayant qu'un diamètre de deux pouces pour la plus forte douche, et mes malades ne risquent pas d'être courbaturés et contusionnés comme cela arrive souvent chez Priessnitz.

Il est très-important de ne débuter que par une douche faible et d'arriver graduellement à la plus forte; le temps que doit durer la douche varie de une demi-minute à six minutes; comme c'est une des opérations que mes malades prédilectionnent le plus, ils sont naturellement portés à dépasser mes ordres, et quelquefois ils ont eu à s'en repentir. La plus grande circonspection doit donc présider à son emploi, car la grande stimulation qu'elle produit sur toute l'économie peut être quelquefois dangereuse; il faut déjà chez le médecin qui l'ordonne beaucoup de réserve et de tact pour l'appliquer à propos, et les malades ne doivent jamais s'écarter des prescriptions qui leur sont faites; ils pensent souvent en agissant ainsi arriver plus tôt au but, et l'expérience, pour quelques-uns, a pu déjà démontrer le contraire.

Je recommande expressément à mes malades de ne jamais recevoir la douche sur la tête et la poitrine; dans quelques cas exceptionnels, je les autorise à briser la colonne d'eau en la recevant d'abord soit sur les mains croisées et élevées au-dessus de la tête, soit sur une planchette placée obliquement et sur laquelle la douche tombe d'abord, en rejaillissant sur la poitrine.

Voici comment, en général, je fais prendre la douche à Divonne: le robinet est ouvert, la colonne d'eau tombe perpendiculairement, le malade s'approche, mouille ses mains, se rafraîchit la tête et la poitrine; puis tantôt, suivant mes recommandations particulières, il commence d'abord à la recevoir ou sur les reins ou sur les pieds; dans ce dernier cas, il présente obliquement la face dorsale du pied, puis la jambe, la cuisse, la hanche, les reins; puis il soumet à l'action de la douche la hanche, la cuisse, la jambe et le pied du côté opposé, en ayant soin de lui laisser le temps d'agir sur chaque partie qui la reçoit; il revient de la même manière au point d'où il était parti; puis la stimulation s'étant exercée convenablement sur les régions inférieures du corps, il fait suivre à la douche le trajet de la colonne vertébrale, en procédant toujours de *bas en haut*; il présente une épaule, le bras, l'avant-bras et la main; puis en remontant lentement il passe du côté opposé; cela fait, il dirige de nouveau la douche vers les extrémités inférieures, en suivant la même marche et aussi lentement qu'auparavant, c'est-à-dire en la recevant d'abord sur la colonne vertébrale, sur une jambe, puis sur l'autre, et en terminant par un pied. J'adopte ce procédé dans les cas nombreux où l'action stimulante de la douche doit s'exercer, et où je veux éviter une trop grande excitation vers le cerveau ou la poitrine.

C'est surtout dans la matinée et à jeun que cette opération est le plus salutaire; on ne doit jamais la recevoir au sortir du repas ou pendant la digestion; il ne faut même s'y soumettre que lorsque cette dernière est terminée depuis quelque temps.

Dès que la douche est administrée, le malade frictionné vivement par le doucheur éprouve un sentiment de vigueur, une énergie nouvelle; la surface cutanée, quoiqu'excitée et rougie par la réaction centrifuge, est fraîche au toucher; mais une douce et agréable chaleur est répandue dans tous les membres, et le bien-être dont jouit le malade explique assez sa prédilection pour la douche à colonne et sa tendance à dépasser la durée qui lui est prescrite.

Aussitôt la friction faite, il s'habille à la hâte et va faire une promenade d'une demi-heure au moins, en ayant soin de boire moins d'eau froide après cette opération qu'après les autres; l'exercice après la douche est de la plus absolue nécessité; il est prudent de la suspendre lorsque la fièvre de réaction commence et que les grandes crises apparaissent.

DE LA GRANDE DOUCHE EN PLUIE ET EN POUSSIÈRE, FROIDE ET CHAUDE.

L'appareil dont je me sers à Divonne, et qui sort des ateliers de M. Henny, de Genève, a été construit avec une si ingénieuse habileté qu'il remplit parfaitement toutes les conditions que je désirais; il se compose d'un large tuyau de plomb, vertical, partant des grands réservoirs, et se terminant, à dix pieds du sol, par une pomme en arrosoir percée de trous plus ou moins grands, suivant qu'on veut administrer la douche en pluie ou en poussière; à quelques pouces au-dessus de l'extrémité de ce tuyau, partent de chaque côté deux autres conduits en plomb, formant en s'arrondissant et en touchant le sol une vaste arcade haute de dix pieds et large de six pieds environ; de petites pommes en arrosoir et à trous très-fins sont disposées sur toute la face concave de cette arcade, de manière à ce que tous ces jets multiples se brisent en se réunissant au foyer central avec les jets supérieurs. Le malade se place au milieu de cette arcade, et reçoit ordinairement cette innombrable quantité de petits jets verticaux et horizontaux sur toute la périphérie du corps. Il peut même, quand il est nécessaire, ne recevoir que la douche en pluie supérieure ou la douche latérale, d'un seul côté seulement ou des deux à la fois.

Je l'emploie avec beaucoup de succès dans les cas de névropathie générale; lorsque l'irritation est réunie à la faiblesse, elle calme et tonifie tout à la fois; sous son influence, la peau la plus rebelle finit par réactionner convenablement, et ses fonctions ne tardent pas à s'activer. Son emploi exige les mêmes précautions générales que la douche à colonne.

La douche en pluie chaude de 28° à 32°, que je viens d'ajouter au premier appareil, excite encore mieux la réaction quand cette dernière a de la peine à se manifester; cet effet énergique se produit surtout lorsque la douche en pluie chaude est reçue alternativement avec la douche en pluie froide. Ce moyen, emprunté aux bains russes, m'a déjà permis d'obtenir de forts beaux résultats.

DES DEMI-BAINS.

Les demi-bains ou bains de siége sont fréquemment employés à Divonne, surtout dans les maladies abdominales, les engorgements des viscères ou leur atonie, dans la constipation, la faiblesse des organes génitaux, pour prévenir les congestions vers la tête et la poitrine, et favoriser l'état hémorrhoïdaire; suivant la maladie contre laquelle on les emploie, ils peuvent varier dans leur durée ou leur température.

Le demi-bain ordinaire se prend dans une seille en bois, évasée par le haut et échancrée à la partie antérieure; la température de l'eau qui doit servir au bain peut varier de 25° à 8° centigrades; et quand, dans certaines affections, il est important d'administrer pendant quelques minutes un demi-bain dont la température de l'eau ne puisse pas s'élever par le calorique que le corps lui fournit, j'emploie le demi-bain à courant continu; le malade peut y rester impunément pendant trois et dix minutes, à condition de ne pas être inactif et de frictionner avec les mains les reins et l'abdomen, en conservant sur la tête des compresses mouillées. Au bout d'un temps plus ou moins long qui ne dépasse jamais ordinairement dix minutes, le malade qui a eu pendant l'opération les jambes non fléchies, mais étendues à la hauteur du vase, afin que la circulation des membres inférieurs se fasse librement, se lève, s'essuie fortement et entretient la réaction obtenue, par un exercice qui ne doit cesser que lorsqu'un sentiment de chaleur s'est manifesté vers le siége; en effet, aussitôt l'opération terminée, le sang afflue avec tant de violence vers le siége, que la turgescence y est ordinairement très-forte. Une autre condition essentielle pour que l'emploi de ces bains soit salutaire, c'est de se donner du mouvement au grand air, avant et après leur application.

Dans les cas d'hémorrhoïdes non fluentes, en employant d'abord le demi-bain à courant continu comme premier degré de puissance, j'ai toujours obtenu les plus heureux résultats; mais je débute par les demi-bains dans la seille en bois et avec l'eau tempérée: avec ce simple appareil, je tonifie insensiblement la peau, je l'habitue à réactionner, ce qui n'arriverait jamais avec l'appareil à courant continu si je l'employais de prime abord, et je prépare le malade à supporter un degré d'action de plus en plus énergique.

La puissance réactive est d'autant plus forte que le froid est plus vif et moins longtemps appliqué, en prenant toutefois pour point de départ une durée d'environ cinq minutes; en vertu de cette proposition, on doit comprendre combien il est facile, dans différents cas donnés, de mesurer l'action qu'on veut produire, et de donner, par ces dérivations répulsives et attractives souvent répétées, une tonicité et une vitalité plus grandes à tout l'appareil circulatoire abdominal.

Les frictions que le malade doit se faire pendant la durée du demi-bain froid sont surtout nécessaires, lorsqu'il est prescrit dans le but de combattre certaines affections abdominales, telles que la constipation, les hémorrhoïdes, etc.

Le demi-bain tempéré de 25° à 10° s'emploie tantôt comme dérivatif dans les congestions cérébrales et pulmonaires, les céphalalgies et les symptômes nerveux, tantôt comme résolutif dans les engorgements viscéraux et les affections en général des organes digestifs ; dans ce dernier cas, le bain est plus prolongé et peut durer de trois quarts d'heure à deux heures, et quelquefois davantage.

Lorsque les règles tardent à paraître, il est rare que deux à trois bains de siége par jour à 10° et d'un quart d'heure de durée ne produisent pas le résultat désiré, en s'aidant de quelques autres moyens hydriatriques favorisant la réaction centrifuge.

Dans les pertes séminales, des demi-bains froids et d'une durée de dix à vingt minutes, sont également très-utiles ; dans les gonorrhées je les prescris d'abord à 12° ou 14°, puis à mesure que l'écoulement cesse, je diminue graduellement la température jusqu'au demi-bain à courant continu à 6° 1/2, afin de tonifier les organes affaiblis.

Dans les affections de la prostate, de la vessie, dans les maladies de l'utérus avec ulcérations du col et irritation vive, je les ordonne à 15° ou 16° et en en prolongeant la durée ; si, au contraire, l'appareil utérin a besoin d'être stimulé, je les fais prendre plus froids et d'une durée moindre.

Le moment le plus favorable pour l'administration du demi-bain est une ou deux heures environ au moins avant le dîner ; je les fais rarement prendre le soir, et jamais cela ne m'arrive dans les cas de pertes séminales, à cause de l'excitation et des pollutions nocturnes qui en résulteraient.

DE LA DOUCHE EN PLUIE ASCENDANTE ET DE LA DOUCHE PÉRINÉALE A COLONNE.

Douche en pluie ascendante. — Ce premier appareil consiste en un vase en zinc, ayant à l'intérieur et autour de sa base un conduit circulaire percé d'une grande quantité de petites ouvertures et au centre une petite pomme en arrosoir; l'eau vivement pressée depuis les réservoirs s'échappe avec force par toutes les petites ouvertures; les jets du centre sont verticaux et ceux du conduit circulaire sont concentriques. Au milieu de cet appareil est un siége percé dans le centre, et dont la hauteur est calculée de manière à ce que le sommet du cône formé par les jets concentriques et verticaux ne le dépasse que de deux ou trois pouces. Le malade s'assied; on tourne le robinet à mesure qu'on veut augmenter la puissance d'action, et le périnée reçoit directement toute cette innombrable quantité de petits jets fins comme des aiguilles et projetés avec force.

L'action de cette douche est très-efficace, lorsqu'après avoir fait usage pendant quelque temps des demi-bains tempérés et à courant continu, on veut exercer une stimulation plus grande et une dérivation plus active. C'est le 2e degré que j'emploie pour favoriser surtout le flux hémorrhoïdal.

Le 3e degré est la douche périnéale à colonne; cet appareil est fort simple: il ne s'agit que de posséder une pression assez forte pour soulever à dix ou quinze pieds une colonne d'eau de deux pouces de diamètre. L'appareil est à peu près semblable au précédent; la seule différence est qu'il n'y a pas ici de conduit circulaire et que la colonne d'eau, qu'on peut baisser et modérer à volonté, s'échappe du centre et frappe avec force le périnée. C'est un moyen fort actif dont je me sers rarement, mais qui m'a été souvent utile pour combattre des constipations opiniâtres et hâter l'écoulement hémorrhoïdaire, lorsque les moyens précédemment indiqués sont restés sans effet.

DE LA DOUCHE RECTALE ET VAGINALE.

La douche rectale se compose d'un chevalet percé d'un trou dans le milieu, qui laisse passer une canule adaptée à l'extrémité d'un tuyau de plomb, en communication directe avec les réservoirs; le malade tourne lui-même le robinet placé devant lui, et il peut, à volonté, augmenter ou diminuer la force ascensionnelle du jet, à laquelle il est facile de donner un développement considérable : je dois me hâter de dire qu'il est un point déterminé que le malade ne peut jamais franchir.

Cette douche m'a rendu de très-grands services dans les cas de constipation et de paresse intestinale; elle provoque l'expulsion des matières alvines en réveillant les contractions des fibres musculaires des intestins, et non pas en ramollissant seulement ces matières, comme le fait seulement l'injection chaude ou tiède. Ces contractions s'étendent plus loin que la partie soumise à l'action de l'eau, puisqu'on obtient, par ce moyen, l'expulsion de matières durcies et accumulées bien plus haut que l'injection ne peut atteindre. L'usage des injections chaudes finit par débiliter; la tonicité si nécessaire pour les fonctions abdominales s'émousse, tandis qu'elle augmente et se maintient par l'emploi momentané des lavements froids.

La douche vaginale est établie à peu près de la même manière; seulement la malade est assise sur un siége échancré à la partie antérieure et devant elle se trouve un tuyau souple et imperméable, terminé par un petit cylindre creux à surface rugueuse, destiné à recevoir la canule courbe à olive ou la canule droite en caoutchouc, que chaque malade possède pour son usage particulier;

un petit robinet placé à sa portée lui permet de procéder seule à cette opération délicate.

Les douches froides vaginales ont été de tout temps plus ou moins employées ; mais il appartenait à notre savant confrère, le docteur Fleury, qui dirige si habilement l'établissement hydrothérapique de Bellevue près de Paris, de les remettre en honneur et de fixer, de préciser mieux leur emploi dans une grande variété de maladies qui affectent le corps ou le col de l'utérus.

Ainsi, elles permettent d'obtenir, par une application convenablement faite, la résolution d'engorgements hypertrophiques ou indurés de la matrice, la cicatrisation d'ulcérations liées à ces engorgements (1), les déplacements utérins anciens et considérables. Elles peuvent faire disparaître, en ramenant l'utérus à sa direction normale, une cause fréquente de stérilité, et aussi, par leur action tonique, plusieurs causes d'avortement.

J'emploie fréquemment cette douche vaginale dans les cas de leucorrhée, de vaginite et dans ceux que cite M. le Dr Fleury; et je n'ai eu jusqu'à présent qu'à me louer de ses bons effets; seulement dans les deux cas que je viens de signaler, je me borne à prescrire, avec la canule à olive, une injection de huit à dix minutes, en faisant diminuer, au moyen du robinet, la force de projection du liquide. Les premières injections sont à une douce température que j'abaisse graduellement.

DU BAIN PARTIEL SIMPLE.

Le bain partiel qui consiste en une baignoire en bois longue de sept pieds, large de trois pieds et haute de dix-

(1) Voir à la huitième série, Observation vingt-sixième.

huit à vingt pouces, ne doit contenir que quatre à six pouces d'eau, ordinairement tempérée, de 10° à 16°. Ce bain se prend immédiatement après l'étuve humide et parfois après l'étuve sèche.

Voici comment on procède : le malade, avant d'y entrer, est dépouillé de ses couvertures et du drap mouillé qui l'enveloppe; il prend avec ses mains, dans un vase mis à sa portée, de l'eau froide avec laquelle il se frotte rapidement la poitrine et le visage; il s'assied dans cette baignoire ne contenant, comme je viens de le dire, que quatre à six pouces d'eau, et le doucheur le frictionne vivement avec les mains qu'il trempe dans l'eau du bain; le malade en fait autant de son côté.

Ce procédé est fréquemment employé en hydrothérapie, et il rend effectivement de très-grands services, lorsqu'au début du traitement on l'applique plusieurs jours de suite, jusqu'à ce qu'on soit parvenu à modifier l'état de la peau; c'est aussi au moyen du bain partiel qu'on peut juger de l'état de sensibilité de cet organe.

Les frictions faites avec la même eau doivent continuer sans interruption pendant dix minutes environ; elles s'exercent principalement sur les parties qui sont soumises à l'air, afin qu'on ne soit pas exposé au refroidissement.

Dans certaines circonstances, le bain partiel est employé comme dérivatif, à la condition pendant sa durée de pratiquer, avec une eau plus froide que celle du bain, des ablutions sur les parties congestionnées; dans ce cas, la durée de l'opération est plus longue et l'eau du bain renouvelée.

DU DOUBLE BAIN PARTIEL, OU BAIN ALTERNATIF.

Cet appareil est composé de deux baignoires placées l'une près de l'autre et en tout semblables à celle que j'ai décrite à l'article du bain partiel : dans l'une n° 1, je fais mettre quatre pouces d'eau tempérée à 10°, 15°, 20°, 25°, selon les cas ; et dans l'autre n° 2, toute l'eau à 6° 1/2 qu'elle peut contenir ; à l'une des extrémités un plan incliné est disposé dans chacune d'elles, pour supporter la tête du malade. Ce dernier est d'abord étendu dans la baignoire n° 1, où on le frictionne vigoureusement en tout sens ; on masse ses articulations, ses muscles, et quand une minute s'est écoulée, on le porte, ou bien il se place lui-même, si cela est possible, dans la baignoire n° 2, dans laquelle il ne fait que se plonger entièrement ; il revient au n° 1 où le massage et les frictions recommencent pendant une minute, puis nouveau plongeon dans l'eau froide du n° 2, et ainsi de suite trois ou quatre fois, suivant la nécessité ; enfin, il est frictionné avec un drap bien sec, après avoir toujours terminé l'opération par le bain froid.

J'ai eu souvent l'occasion d'employer ce procédé dans certaines paralysies incomplètes des membres inférieurs, et j'en ai toujours obtenu des effets satisfaisants ; parmi les sensations que ce bain produisait chez mes malades, je n'en rapporterai qu'une qui pourra donner une idée de l'énergie et de l'activité que ce genre d'opération peut exciter : les paraplégiques qui, dans le cours de leur traitement antérieur avaient été soumis à l'emploi de la strychnine, étaient tous d'accord pour me dire que, longtemps après le bain, ils ressentaient, jusqu'à l'extrémité des pieds, des sensations analogues à celles que donne ce médicament, des secousses violentes et des soubresauts dans tout le trajet des membres.

Ce bain est employé aussi pour amener une stimulation puissante de l'enveloppe cutanée ; enfin, lorsque le malade peut le faire, l'exercice après cette opération est aussi de la plus haute importance.

DU GRAND BAIN.

Indépendamment des grandes baignoires en bois, en roche ou en zinc, à travers lesquelles passe un courant d'eau rapide, abondant et froid, Divonne possède aujourd'hui trois vastes piscines d'une longueur de 14 à 15 pieds, d'une largeur de 8 pieds, et d'une profondeur de 3 pieds 1/2 à 4 pieds. Toutes ces piscines, construites en roche, sont alimentées par une large nappe d'eau de 5 à 6 pieds de hauteur, qui est elle-même formée par les sources abondantes de la Divonne sortant de terre à quelques pas plus haut; deux de ces piscines sont établies dans le grand bâtiment principal, et l'une d'elles est spécialement destinée au service des dames; la troisième vient d'être construite près d'une des salles de sudation, dans le deuxième corps de bâtiment nouvellement mis en état pour recevoir un plus grand nombre de malades.

Au dessus d'une des simples baignoires à courant continu est adaptée une douche en poussière que l'on fait fonctionner toutes les fois que le malade, en prenant son bain, a une tendance aux congestions vers la tête.

La température de l'eau qui traverse les baignoires et les trois grandes piscines est la même dans toutes les saisons; elle est si près de sa source que, dans le court trajet qu'elle a à parcourir, elle n'a pas le temps de recevoir l'influence atmosphérique, et cela est tellement vrai que le thermomètre, dont je me sers à chaque instant pour cette expérimentation, me donne constamment, été comme hiver, soit dans la piscine, soit à la source même, 6° 1/2 centig. (1). La pro-

(1) C'est par une erreur typographique dont je me suis aperçu trop tard que, dans mes *Considérations générales*, la température des sources de Divonne a été déterminée autrement qu'elle ne l'est ici.

fondeur des vastes réservoirs que renferme le Jura, et où nos sources prennent leur origine, peut seule expliquer cette température fixe et invariable.

La plupart des malades, en sortant de l'étuve sèche ou humide, doivent se baigner dans la piscine, à moins qu'il ne soit indiqué, comme je l'ai déjà dit, d'employer l'eau tempérée; voici donc comment, en général, on procède: quand dans son maillot le malade a transpiré pendant l'espace de temps que je lui ai précisé, il est enlevé de son lit de sudation, avec la précaution de maintenir en place les couvertures et d'empêcher l'introduction de l'air; puis deux doucheurs le transportent au bain; débarrassé de ses couvertures, il se mouille rapidement avec l'eau froide le visage et la poitrine, et le corps couvert de sueur il se plonge dans la piscine. Il ne faut consacrer qu'un temps fort court à ce lavage préliminaire; car l'évaporation rapide, qui se fait à l'air sur toute la surface du corps, rend très-dangereux le séjour prolongé dans ce milieu; il faut donc se hâter et plonger sans aucune hésitation.

La durée du séjour dans le bain ne doit jamais dépasser deux ou trois minutes, et pendant cet intervalle le malade ne doit pas rester immobile et inactif: il doit s'agiter au contraire, se remuer, plonger sa tête dans l'eau, nager; et les personnes qui ne peuvent se défendre d'une crainte puérile et mal fondée, quand elles se trouvent abandonnées à elles-mêmes au milieu de l'eau, peuvent se suspendre par une main à des appuis ménagés tout autour et au milieu des piscines, et faire ainsi des mouvements continuels en toute sécurité.

En général, le séjour dans l'eau ne doit jamais dépasser le temps que je viens d'indiquer; il vaut mieux en sortir un peu trop tôt qu'un peu trop tard, et ne jamais attendre surtout l'arrivée du frisson ; j'ai souvent entendu dire qu'il fallait laisser passer le premier frisson et attendre le second, c'est une grave erreur que j'ai toujours combattue de toutes mes forces, et qui peut entraîner des suites funestes ; en effet, tant que la surface du corps est surchargée d'un excès de calorique, elle reste impunément soumise à l'influence directe de l'eau, qui s'en empare à mesure, et donne à tous les tissus une tonicité plus grande en favorisant le mouvement centrifuge ou la réaction ; mais si, une fois le calorique soustrait, ce phénomène si important et si salutaire se manifeste, quand le corps reste toujours soumis à l'action réfrigérante de l'eau, il se produit alors un mouvement centripète, c'est-à-dire en sens inverse du premier ; et non seulement la réaction ne peut être rappelée que par des moyens très-énergiques, mais les liquides refluant vers le centre peuvent congestionner les organes les plus importants à la vie. Il faut donc, de la part du malade, une obéissance aveugle et la soumission la plus complète à toutes les prescriptions, à tous les conseils que le médecin peut lui adresser ; car, je le répète encore, il est souvent nécessaire, suivant la force organique du sujet, d'apporter des modifications soit dans la température du bain, soit dans sa durée. Il faut donc bien se garder, je ne puis trop insister sur ce point, d'écouter les avis officieux que se croient en droit de donner certaines personnes, qui, parce qu'elles ont subi déjà deux ou trois cures d'eau froide, pensent pouvoir diriger celle des autres : ces avis sont toujours dictés, je le sais, par une intention bienveillante, mais ils sont très-souvent suivis d'accidents et de mécomptes.

Après sa sortie du bain, le malade reçoit sur le corps un drap bien sec avec lequel, aidé du doucheur, il s'essuie avec soin ; sans perdre de temps il s'habille et va se livrer à quelque exercice au grand air, pour entretenir et achever la réaction, en accélérant le mouvement circulatoire soit par la marche, soit par quelques exercices gymnastiques.

La pensée seule de l'immersion dans l'eau froide, lorsque le corps est ruisselant de sueur, a dû, dès le principe, jeter dans les esprits la crainte et l'épouvante, et je suis loin de m'en étonner, quand je songe, non-seulement aux dangers qui peuvent en résulter quand l'application de ce procédé est mal dirigée, et faite dans des conditions défavorables, mais aux nombreux refroidissements contractés chaque jour et dans toute saison par les transitions brusques du chaud au froid. Je vais, en quelques mots, démontrer comment cette circonstance produit souvent des accidents dans le monde, et n'en amène jamais par les procédés hydriatriques.

Comme je l'ai dit déjà en parlant de l'étuve sèche, il est de la plus haute importance que la sueur soit développée sans excitation du système nerveux, de l'appareil circulatoire et respiratoire, et sans que les mouvements du corps y aient contribué; il faut que tout soit calme et en repos; c'est à ce sujet que j'ai répudié déjà toute chaleur produite par des moyens artificiels. Quand, au contraire, la transpiration s'établit à la suite d'une course, d'une marche forcée, d'un exercice violent, alors, sans aucun doute, l'immersion dans l'eau froide peut être funeste et même mortelle (1).

(1) Je crois devoir rapporter ici un fait historique qui servira à démontrer que l'immersion dans l'eau froide, après un exercice violent qui a provoqué la sueur, peut être dangereuse, quand au contraire elle est sans danger et même salutaire avec les procédés hydriatriques.

J'emprunte à l'ouvrage de M. Constantin James les détails suivants, qu'il a puisés lui-même dans Quinte-Curce :

« Ce fut au milieu d'une des journées les plus chaudes d'un été » brûlant qu'Alexandre arriva sur les bords du Cydnus. La fraîcheur et

A cet instant, tous les organes se trouvent dans une sorte d'activité fébrile; la transpiration n'est plus le fait prédominant : elle n'est que l'indice de l'excitation générale; il n'est

» la limpidité de l'eau invitèrent le roi, couvert de sueur et de pous-
» sière, à prendre un bain. Il se dépouille de ses vêtements, et, le corps
» tout ruisselant, il descend dans le fleuve. A peine y est-il entré que
» tous ses membres se roidissent par un saisissement subit : la pâleur se
» répand sur tout son corps, et peu à peu la chaleur vitale semble l'aban-
» donner. Ses officiers le reçoivent presque expirant dans leurs bras, et
» le transportent sans connaissance dans sa tente. »

Nous trouvons ici la réunion des conditions les plus défavorables. Alexandre avait le corps en sueur par suite d'une marche forcée. Il n'attend pas que l'excitation générale se calme; il se déshabille en plein air, descend dans le fleuve (*descendit in flumen*) au lieu de s'y jeter, et n'a pas même la ressource de prévenir le saisissement par la natation (*). A l'instant, la circulation s'arrête dans les capillaires et le sang abandonne la peau (*pallor diffusus est*) pour se concentrer au cœur et dans les gros vaisseaux; ce qui amena la syncope.

Poursuivons :

« Au bout de quelque temps, le malade commence à respirer plus
» librement. Il lève les yeux et, reprenant peu à peu ses esprits, recon-
» naît ses amis qui l'entourent. Cette légère détente ne servit qu'à lui
» faire comprendre l'immensité du danger. En proie à une vive anxiété,
» il déclare qu'il ne veut ni traitement long, ni médecin timide, et qu'il
» préfère une mort prompte à une lente convalescence.... C'est alors
» que Philippe promet au roi un breuvage énergique; seulement il ne
» veut le donner que le troisième jour. »

Pourquoi ces retards, alors que le danger presse? Philippe obéissait ici aux préoccupations superstitieuses de la médecine d'Hippocrate. Une crise seule pouvait sauver le roi. Or, le troisième jour étant regardé comme un jour critique beaucoup plus favorable que le premier et le deuxième, il préfère attendre. « Au commencement du troisième jour,
» Philippe entre dans la tente du roi avec la potion qu'il avait préparée.

(*) Alexandre ne savait pas nager. Un jour qu'il était séparé de l'ennemi par un fleuve, on rapporte qu'il s'écria : *O me pessimum qui natare non didicerim !*

pas étonnant qu'alors un refroidissement subit amène les désordres les plus graves.

Dans le procédé hydriatrique, rien de tout cela n'est à

» Alexandre, se soulevant sur son coude, prend la coupe et la vide...
» La respiration du roi devint plus embarrassée. Philippe ne négligea
» rien de ce que son expérience lui suggérait. Il entoure le corps du
» malade de fomentations ; pour le réveiller de sa stupeur, il lui fait
» respirer l'odeur du vin et des aliments. Dès qu'il le voit reprendre ses
» sens, il ne cesse de lui parler de sa sœur, de sa mère et de la victoire
» éclatante qui l'attend. Aussitôt que le médicament fut passé dans les
» veines, la santé parut se répandre peu à peu dans toute sa personne.
» L'esprit recouvra son énergie et le corps sa vigueur beaucoup plus tôt
» qu'on ne pouvait l'espérer, puisque le même jour, le troisième après
» l'accident, Alexandre put se montrer à son armée. »

La potion prescrite par Philippe ne pouvait être qu'une potion tonique, puisque avant tout il s'agissait de rappeler la chaleur. S'il fut heureux dans le choix du remède, il ne fut pas moins habile dans son application. Il comprit que le froid ayant fait refluer le sang dans la profondeur des tissus, il fallait que l'excitation vînt d'abord de l'intérieur, et qu'elle fût seulement favorisée par les moyens externes. Aussi, avant d'employer les fomentations et autres stimulants, attend-il que la liqueur ait été injectée dans l'estomac. Il n'est pas étonnant que le travail de l'absorption se soit manifesté par l'aggravation apparente des symptômes; mais à peine le médicament, suivant l'expression parfaitement juste de l'historien, eut-il passé dans les veines (*se diffudit in venas*), que la réaction commença.

Remarquons avec quelle sagacité Philippe fait intervenir les influences morales : il met en jeu les affections les plus chères et l'impatience du conquérant. D'ailleurs ne fallait-il pas, pour que la réaction devînt complète, que la surexcitation de l'esprit fût en rapport avec celle des organes?

C'est à cette heureuse combinaison des moyens et aussi à la force de sa constitution que, après deux jours d'une inutile et dangereuse attente, Alexandre dut de revenir à la vie. Il avait lors de l'accident toute l'énergie de la jeunesse. Au contraire, l'empereur Frédéric Barberousse, qui, seize siècles après, succomba pour s'être baigné dans le même fleuve, était âgé de près de soixante-et-dix ans. Or, il est d'observation que les jeunes gens ont une force de réaction bien supérieure à celle des vieillards.

craindre : l'organisme continue son jeu habituel, sans secousse, sans violence, et presque avec son rhythme normal; quand la sueur arrive, la peau seule est vivement stimulée; et comme je l'ai avancé plus haut, le seul, l'unique danger qu'offre l'immersion dans l'eau froide, lorsque le corps est couvert de sueur, serait de la prolonger au-delà des limites prescrites.

Si le raisonnement ne prouvait pas déjà l'innocuité de ce procédé, l'expérience seule suffirait; en effet, que de milliers de malades se jettent chaque jour dans l'eau froide, après l'enveloppement dans les couvertures de laine, et cependant jusqu'ici on n'a pas eu à signaler encore un seul accident! C'est qu'au moyen de l'hydrothérapie on obtient une transpiration toute passive, et que dans l'autre cas elle est active et résulte de l'excitation générale de tout l'organisme.

Les refroidissements, dont le traitement préserve en fortifiant la peau et en la prémunissant contre les influences extérieures, arrivent rarement à la suite de l'immersion dans l'eau froide; ils sont plutôt, après une marche ou une course rapide, le résultat d'une transpiration abandonnée à elle-même, sans avoir la précaution, ou de changer de vêtements, ou de continuer la course avec plus de rapidité encore.

En résumé, après chaque opération hydriatrique, et surtout après le bain général, ce qu'on cherche à obtenir est une *réaction* convenable, c'est-à-dire, le réchauffement complet du corps, par ses seules ressources de calorique, après qu'il a été mis en contact avec le froid; ce phénomène est appelé *réaction*, parce qu'il semble effectivement que la vitalité de nos tissus réagit contre la cause qui l'a momentanément affectée. A la fin du siècle dernier sir James Currie a exposé une vérité aujourd'hui incontestable, c'est que l'application du froid à l'extérieur est d'autant moins dangereuse que la chaleur du corps est plus élevée ; on peut ajouter que la réaction ne se fait d'une manière convenable qu'à cette condition ; enfin, pour quelle soit salutaire, il est important qu'elle se fasse rapidement, que la coloration de la peau soit vive, et que l'immersion ne soit pas trop prolongée.

S'il est établi que l'application extérieure du froid artificiel rend l'économie plus apte à réactionner, c'est-à-dire à transmettre plus rapidement les courants de calorique, le froid naturel ou la saison d'hiver doit produire le même effet : chacun a pu observer, pendant un froid sec et rigoureux, que la digestion était plus active (1), le pouls plus fort et plus fréquent, et la vitalité de nos organes en général augmentée, à la condition toutefois de faire du mouvement, de prendre de l'exercice ; qui de nous, en effet, en se promenant pendant les froides journées d'hiver, ne s'est senti plus agile, plus fort et mieux harmonisé ? Cela tient uniquement à ce que les fonctions respiratoires s'accomplissent mieux, ainsi que l'hématose, sous l'influence d'un air plus dense et par conséquent plus oxigéné ; que nos liquides, par l'égalité de pression qui maintient leur équilibre, circulent avec plus d'énergie, et transportent avec une rapidité plus grande les courants de calorique, dont la source est sans cesse alimentée par l'oxigénation plus active du sang (2). Aussi, dans les établissements hydrothérapiques, il existe deux saisons bien distinctes, l'une d'été où les grandes sudations sont indispensables pour favoriser le travail d'é-

(1) *Ventres hyeme et vere calidissimi sunt ; si quidem calidi innati plus habent, undè et copiosiore indigent alimento.* — Hipp.

(2) Quelques auteurs ont prétendu que chez les peuples du Nord la faculté de développer du calorique était plus marquée, et que lorsque un certain nombre d'hommes de ces contrées étaient réunis dans une chambre, une église, etc., la température de l'air s'y élevait rapidement, etc. — *Encyclopédie moderne, Chaleur animale*, tome VIII, page 350.

limination, et l'autre d'hiver, où on n'arrive qu'au simple échauffement, suivi de l'immersion rapide dans l'eau froide, d'un exercice convenable et d'un régime analeptique et fortifiant; pendant la première, se traitent avantageusement les affections goutteuses, rhumatismales, etc.; et dans la seconde, les maladies atoniques, telles que la chlorose, l'aglobulie, les pertes séminales, les affections hystériques et celles où l'irritation et la faiblesse réunies sont désignées sous le nom de névropathies. Comme la transpiration abondante accable et affaiblit les malades atteints de ces sortes d'affections, et que d'un autre côté les réactions au grand air sont de la plus absolue nécessité, il est difficile de favoriser ces dernières pendant la saison d'été, à cause de la chaleur atmosphérique qui souvent rappelle ou prolonge la transpiration au-delà des limites compatibles avec les forces des malades; au contraire, pendant la saison d'hiver, si le froid est sec, la promenade au grand air est très-salutaire en aidant à l'action tonique du traitement; s'il y a de l'humidité dans l'air ou de la neige, je supplée à la promenade par des exercices variés, conformes autant que possible aux goûts des malades, mais combinés toujours de telle sorte que la plus grande partie des muscles du corps soient sans cesse en mouvement.

J'ai eu déjà souvent l'occasion d'appliquer le traitement hydrothérapique pendant la saison d'hiver, et toujours j'ai pu, dans les mêmes cas donnés, constater une amélioration plus rapide que pendant la saison d'été. Quelques malades qui, sans succès, avaient suivi un traitement pendant la saison chaude, sont revenus, d'après ma recommandation, faire une nouvelle cure dans les deux mois qui viennent de s'écouler (décembre et janvier), et le résultat a non seulement été très-prompt, mais tout annonce une guérison solide et durable.

IIe PARTIE.

CHAPITRE II.

PARTIE CLINIQUE.

Ire SÉRIE.

RHUMATISMES. — GOUTTE.

OBSERVATION PREMIÈRE.

No 1er. — ARTHRITE RHUMATISMALE CHRONIQUE.

M. ***, âgé de 42 ans, d'un tempérament lymphatico-sanguin, d'une constitution obèse, la peau vultueuse, blanche, atteint depuis 4 années d'un rhumatisme articulaire qui avait envahi le genou et le poignet droit, et qui avait nécessité pendant longtemps l'usage des béquilles, entra à l'établissement le 9 avril 1850. Il existait en outre des hémorrhoïdes internes non fluentes et une constipation opiniâtre. A son arrivée, les douleurs étaient peu vives.

Pendant les 8 premiers jours, je le fis envelopper chaque matin dans les couvertures sèches, et je fis suivre cette opération d'un grand bain à 12°, dont j'abaissai insensiblement la température. Après ces 8 premiers jours de traitement, je vis apparaître successivement tous les phénomènes qui caractérisaient la maladie antérieure, douleurs aiguës au genou et au poignet. Le 20, je constatai sur la face dorsale des pieds un érythème qui s'étendit insensiblement et qui, au 15e jour du traitement, avait envahi les jambes et les cuisses. Les sudations durèrent encore 10 jours, les douleurs diminuèrent, l'érythème pâlit et se dessécha. Pendant la dernière semaine, les douches ascendantes sont maintenues en vue de l'état hémorrhoïdaire; les grandes douches à colonne sont dirigées sur les membres, et le malade peut reprendre ses travaux.

Un mois après, il m'écrit qu'il ne s'est jamais si bien porté, que le ventre est tout à fait libre, et que les hémorrhoïdes ont flué deux jours de suite, ce qui ne leur était jamais arrivé. Neuf mois après, je reçois encore des nouvelles de mon malade qui, quoique placé journellement dans des conditions favorables à la reproduction de sa maladie, n'a ressenti aucune douleur et paraît avoir complètement oublié les maux qui l'ont affligé si longtemps.

En vue de la constitution de ce malade, j'ai dû, tout en favorisant les fonctions cutanées, ne pas perdre de vue l'état hémorrhoïdaire qu'il présentait. Il y avait indication formelle à opérer une dérivation dans le lieu que la nature semblait désigner. Effectivement, depuis que ces hémorrhoïdes ont coulé, la santé du malade, indépendamment de la disparition de ses douleurs, devint en général meilleure. Son état pléthorique amenait souvent de la plénitude vers les parties supérieures, l'appétit était nul, le sommeil agité et les forces facilement abattues; la médication que j'ai adoptée, et qui consistait principalement en sudations et en douches périnéales, a donc été couronnée d'un plein succès.

OBSERVATION DEUXIÈME.

N° 2. — AFFECTION RHUMATISMALE SURVENUE APRÈS LA SUPPRESSION D'UNE GONORRHÉE. — VICE HERPÉTIQUE.

M. ***, âgé de 22 ans, tempérament nerveux, petit, maigre, entre à l'établissement le 26 mai 1850. Il était atteint depuis 11 mois d'une affection rhumatismale qui s'était manifestée à la suite d'une blennorrhagie abandonnée à elle-même et qui, du type aigu, avait passé au type chronique. Le médecin auquel il s'était adressé, après avoir échoué avec les traitements spécifiques employés en pareil cas, se décida à me l'envoyer en désespoir de cause.

A son entrée dans l'établissement, les douleurs sont limitées aux deux pieds. Elles occupent principalement les articulations métatarso-phalangiennes. L'ambulation est très-difficile et très-pénible. Après avoir interrogé minutieusement le malade, j'obtins de lui des détails fort intéressants sur la marche de sa maladie et sur les accidents qui l'avaient précédée. Il m'avoua avoir été atteint, 18 mois auparavant, d'une gale qu'il avait négligé de soigner. Cette dernière avait disparu, et il ne s'en était plus préoccupé. Six mois après, il fut atteint d'une blennorrhagie dont le sort fut le même que celui de la gale; comme il arrive souvent en pareil cas, l'écoulement disparut pour faire place à des douleurs arthritiques qui, chez ce malade, se fixèrent aux deux articulations tibio-fémorales et métatarso-phalangiennes. Quelques mois après, les douleurs des genoux disparurent pour se faire sentir avec plus de force dans les articulations des pieds. Tels étaient donc les symptômes que présentait ce malade à son entrée chez moi. Je compris qu'il y avait évidemment là une métastase, et que l'affection arthritique devait être entièrement attribuée à la suppression de la blennorrhagie. Je débutai donc par l'emploi exclusif et répété deux fois par jour des sudations dans l'étuve sèche. Au bout d'un mois de ce traitement, le corps de ce malade fut couvert de vésicules acuminées accompagnées de démangeaisons très-vives. Cette éruption se développa surtout vers les poignets, les intervalles des doigts, les plis des articulations, la face interne des membres et l'abdomen. Les démangeaisons étaient augmentées par la chaleur du lit. La réaction fut telle que la fièvre s'alluma et que les insomnies furent complètes. Évidemment nous avions là tous les mêmes caractères de la gale qui, dix-huit mois auparavant, avait été répercutée dans des circonstances qu'il m'est impossible d'assigner. Ce n'était pas une gale récemment contractée, car le malade ne sortait pas, et dans ce moment aucun employé de l'établissement ni aucun malade n'était atteint de cette maladie. Du reste, après avoir, dès les premiers jours, réduit les deux opérations à une seule, tous ces accidents disparurent d'eux-mêmes sans l'emploi d'aucune médication spécifique, et pendant cet intervalle il est bon de noter que les douleurs avaient diminué d'intensité, sans toutefois disparaître. Quand l'excitation générale fut calmée, je repris le traitement comme par le passé. Au bout de quinze jours environ, un prurit inaccoutumé se fait sentir à la verge; trois jours après, un écoulement mucoso-purulent apparaît. Au même instant et comme par enchantement, toute douleur cesse, et la marche se fait sans aucune difficulté. Je me garde bien d'arrêter cet écoulement, car très-probablement il doit avoir quelque rapport avec la blennorrhagie, première cause de l'arthritis. Cet état dura huit jours; au bout de ce temps, l'écoulement se suspendit de nouveau spontanément et les douleurs reparurent aussitôt, toutefois avec moins d'intensité. Je continuai les sudations dans l'étuve sèche, suivies de la grande piscine à 6° 1/2 centigrades et les grandes douches à colonne frappant surtout dans les parties voisines des articulations malades. Les douleurs n'augmentaient ni ne diminuaient, elles restaient stationnaires. C'est alors que j'eus l'idée, comme je l'avais souvent pratiqué en pareil cas dans les hôpitaux militaires, d'inoculer une nouvelle blennorrhagie et de la guérir par les moyens spécifiques. Le malade eut une certaine répugnance à suivre ce conseil et j'attendis encore. Trois semaines après la réapparition des douleurs, un écoulement muqueux reparut subitement sans être précédé comme la première fois de prurit à la verge. Il y eut de la fièvre, cessation complète de toute douleur, et j'observai sur la partie interne des bras, des cuisses, une éruption furonculeuse qui suivit sa marche ordinaire. Tous ces petits furoncles suppurèrent, se desséchèrent; l'écoulement muqueux diminua insensiblement tous les jours, et des douleurs très-faibles ne reparurent qu'à de rares intervalles. La marche était décidément devenue très-facile, les nuits étaient calmes, l'appétit meilleur, le malade avait repris de l'embonpoint, et, quinze semaines après son entrée chez moi, il partit très-satisfait de sa cure et des résultats qu'il avait obtenus.

Cette observation est fort intéressante et fait voir la puissance des moyens hydrothérapiques pour réveiller les affections anciennes et pour ainsi dire oubliées, qui la plupart du temps entretiennent des affections dont on méconnaît l'origine. J'ai reçu des nouvelles de ce malade : on m'a dit que ses douleurs avaient reparu au talon, très-légères à la vérité. J'en suis encore à regretter que l'inoculation n'ait pas eu lieu; car je suis convaincu, d'après ma propre expérience, qu'une blennorrhagie nouvelle, greffée pour ainsi dire sur l'ancienne, aurait fait cesser pour toujours des accidents qui n'étaient dus qu'à une métastase. Ce qu'il y a de merveilleux, c'est d'avoir provoqué la réapparition d'une gale datant de dix-huit mois, parfaitement caractérisée, et celle d'une blennorrhagie suspendue et oubliée depuis longtemps. Je suis convaincu que si ce malade revient encore l'année prochaine faire une seconde cure hydrothérapique, la guérison sera assurée.

OBSERVATION TROISIÈME.

N° 3. — RHUMATISME CHRONIQUE.

Mme ***, âgée de 52 ans, d'un tempérament sanguin, nerveux, avait depuis 12 ans des douleurs rhumatismales erratiques qui se fixaient principalement aux articulations des coudes et des poignets, après avoir dès le début de la maladie occupé les deux articulations tibio-fémorales. Les attaques qui étaient devenues très-fréquentes laissaient la malade dans un état d'irritation extrême qui durait chaque fois 12 à 15 jours.

Traitement : Enveloppement dans la couverture de laine et application de compresses humides sur le coude et le poignet ou enveloppement dans le drap mouillé, lorsque l'irritation était trop grande, ce qui arrivait surtout après les attaques et durait chaque fois trois ou quatre jours; grand bain à 15° après la sudation, douches à colonne sur les parties voisines des articulations malades. Parfois, ne pouvant pas supporter cette dernière opération, elle était remplacée par la douche en poussière. Quinze jours après, les douleurs étaient tellement diminuées que la malade se croyait guérie et voulait suspendre sa cure. D'après mon conseil, elle n'en fit rien, et 25 jours après son entrée à l'établissement, deux petits furoncles apparurent, l'un à l'épaule et l'autre au milieu de l'avant-bras. La malade fut excessivement tourmentée; les crises générales étaient fréquentes et se compliquaient de symptômes nerveux. Cet état de choses dura 15 jours environ; le traitement moins énergique pendant les crises fut repris comme auparavant, les douleurs disparurent et la malade put sortir au bout de six semaines.

Cette malade, que j'ai eu l'occasion de revoir plusieurs fois depuis cette époque et six mois environ après sa cure, est dans un état très-satisfaisant et ses douleurs semblent avoir disparu pour toujours.

Il y a toujours de grands désavantages à ne pas continuer un traitement régulier jusqu'à ce que les grandes crises soient passées. On multiplie ainsi de beaucoup les douleurs qu'elles occasionnent lorsqu'elles arrivent, et même on les rend plus nombreuses et moins efficaces.

OBSERVATION QUATRIÈME.

N° 4. — RHUMATISME CHRONIQUE.

M. ***, âgé de 31 ans, nerveux et lymphatique, atteint depuis longtemps de douleurs vagues dans les articulations des membres, contractées par la fréquentation des lieux humides, entra à l'établissement le 5 août 1850.

Traitement : Du 5 au 10, frictions avec le drap mouillé deux fois par jour; du 10 au 30 août, étuves sèches, sudations prolongées suivies les premiers jours du grand bain à 15° et insensiblement de la grande piscine à 6° 1/2. La peau qui, depuis longtemps blanche et molle, ne fonctionnait pas, a repris une vigueur nouvelle et une teinte plus rosée. Le malade, qui avait une grande répugnance pour l'eau froide, éprouve un tel bien-être en sortant de la piscine que, sans me l'avoir demandé, il en prend deux de plus par jour. Du 1er septembre au 22, jour de son départ, l'amélioration n'a été qu'en augmentant; plus de douleurs, de l'entrain, de la gaîté et la promesse de revenir l'année suivante, ne fût-ce que par reconnaissance.

OBSERVATION CINQUIÈME.

N° 5. — ARTHRITE RHUMATISMALE CHRONIQUE DATANT DE 11 ANS.

Difformité des articulations des membres inférieurs, émaciation générale.

M. ***, âgé de 19 ans, entra à l'établissement le 18 juin 1850. Il était atteint depuis onze ans d'un rhumatisme goutteux général, avec difformité des pieds et des doigts des mains; des nodosités dures et nombreuses annonçaient le dépôt de substances calcaires autour des articulations. Le malade marchait avec beaucoup de peine et de douleur. A plusieurs reprises, et récemment encore, il était obligé pour se déplacer de faire usage de béquilles. La dernière fois qu'il s'en était servi, il les avait gardées pendant un an.

Etat du malade : Tempérament lymphatique, taille élevée, structure osseuse, d'une maigreur extrême; les épaules portées en avant et le sternum déprimé pouvaient faire craindre que sa poitrine délicate ne fût un obstacle à la cure d'eau froide. En auscultant et en percutant avec soin la poitrine, elle rendait un son mat à la partie inférieure du poumon droit. La respiration n'était pas normale, mais cependant ne présentait aucune contre-indication formelle à l'emploi de l'eau froide. L'appétit était à peu près nul et les fonctions digestives se faisaient mal. Le malade seulement me disait avoir ressenti depuis deux mois environ des accès de fièvre qui survenaient pendant la nuit, et le matin quelques sueurs froides apparaissaient. Il n'y avait pas de toux. En somme, les organes respiratoires étaient en harmonie avec l'état général du malade, menacé d'un marasme complet.

Certes, le cas était peu engageant; aussi, n'est-ce qu'avec une extrême réserve que j'entrepris cette cure. La peau était tout à fait inerte.

Pour habituer peu à peu le malade à l'action de l'eau froide, je débutai les premiers jours par des frictions sédatives avec le drap mouillé, puis deux courtes ablutions par jour avec de l'eau à 20°. N'en voyant résulter aucun effet fâcheux et la réaction ne se manifestant pas du tout à la peau, je fis frictionner vigoureusement le malade avec des brosses anglaises, l'eau conservant toujours la même température. Au bout de six jours, la peau commençait à se piqueter de points rosés. Le 22, je commençai l'étuve sèche le matin, en faisant appliquer chaque fois des compresses humides sur les articulations douloureuses. Les deux premiers jours, la transpiration venait difficilement. Le malade qui était très-patient consentit à rester plus longtemps dans le maillot et jusqu'à l'apparition complète de la sueur. Le 25, après six heures d'enveloppement, une sueur assez abondante se manifesta. Je fis descendre le malade dans la salle des bains et je lui fis pratiquer comme les jours précédents les ablutions à 20°. Je m'étonnai d'abord de cette résistance de la peau à transpirer, car la sueur est en général plus abondante chez les tempéraments lymphatiques et chez ceux dont la faiblesse est très-grande. Je continuai ainsi jusqu'à la fin du mois. Le 1er juillet, j'ordonnai deux enveloppements par jour et six verres d'eau à boire, et à partir de cette époque l'ablution était descendue à 15°.

Depuis les premiers jours du traitement, le malade commençait à avoir une grande confiance dans ce genre de cure qui l'avait effrayé tout d'abord, parce qu'il s'était senti plus allégé, plus souple; son appétit était devenu meilleur et ses douleurs moins aiguës. Le 3, augmentation des douleurs, roideur dans les articulations; les urines très-claires déposent dans le fond du vase de petites granulations rouges. Le malade ne boit pas assez; je porte le nombre de verres d'eau à 12 par jour. Le 6, plus de roideur encore, nuit assez bonne, urines plus abondantes mais pas de granulations; douleurs aiguës à l'épaule gauche, aux deux hanches, au pied droit et aux lombes; le pouls depuis deux jours marquait 120 pulsations à la minute; nous étions entrés décidément en pleine fièvre de réaction. Le 9, le pouls était à 80; les douleurs des lombes, de l'épaule gauche et des hanches avaient disparu et s'étaient portées aux deux genoux et maintenues au pied droit; l'appétit était difficile à satisfaire. Les compresses humides et les maillots continuent; les sudations deviennent très-faciles et très-abondantes. Je puis recueillir chaque fois sous le lit 30 à 40 grammes de sueur qui filtrent à travers les deux couvertures, un matelas de crin végétal et la toile d'un lit de sangle. Pendant chaque opération, il ne buvait environ que deux verres d'eau, indépendamment de ceux qui lui étaient ordonnés dans la journée, et malgré ces pertes énormes le malade semblait prendre de l'embonpoint; la peau, de terreuse qu'elle était, devenait rosée et les forces paraissaient augmenter. Le 12, diarrhée sans coliques, douze selles liquides et demi-liquides dans les 24 heures. Le 13, deux selles. Pendant cet intervalle, je laisse reposer le malade. Le 15, les deux enveloppements recommencent en conservant toujours les compresses humides sur toutes les articulations déformées et malades. Après chacune de ces opérations, j'eus l'idée de laver moi-même ces compresses dans de l'eau très-limpide; chaque fois elles blanchissaient l'eau, et en laissant reposer cette dernière il s'établissait un sédiment blanc et jaunâtre qui devait être nécessairement le produit d'une élimination cutanée. J'observai dès-lors plus attentivement la peau du malade avant de le mettre au maillot, et je remarquai une concrétion blanche d'une saveur légèrement salée déposée principalement sur les téguments recouvrant les articulations.

Le 20 juillet, après les sudations, j'ordonnai la grande piscine à 6° 1/2 centigrades et une grande douche à colonne dans les parties voisines des points douloureux. Le malade, dont les mouvements étaient autrefois si pénibles, y entrait gaîment tout ruisselant de sueur et en sortait avec une vigueur et une énergie qu'il ne connaissait pas depuis longtemps. Les douleurs des genoux et du pied droit avaient totalement disparu. Toutes les articulations atteintes de nodosités, quoique un peu plus grosses que dans l'état normal, étaient molles et sans douleurs; le malade marchait avec beaucoup de facilité et n'avait conservé qu'une déviation du pied droit dont la pointe était tournée en dedans. Le 6 août, il survint un furoncle au côté externe du genou droit. Je suspendis pendant quelques jours le maillot et je traitai cette première éruption avec les compresses humides-sèches dont j'ai déjà parlé. Pendant huit jours, il survint d'autres petits furoncles aux lombes, aux hanches et à l'épaule gauche. Comme ils n'étaient pas si volumineux que le premier, je repris le maillot le 15 août. Cette éruption suivit sa marche ordinaire; quelques-uns de ces furoncles suppurèrent, les autres disparurent d'eux-mêmes. Depuis ce moment, le changement survenu dans l'état physique et moral tenait du prodige. Dès le début, j'étais fort loin de m'attendre à une semblable amélioration. Pendant l'éruption furonculeuse, des urines critiques étaient survenues, elles déposaient une couche épaisse d'un sédiment calcaire; les fonctions digestives étaient normales, les sueurs nocturnes n'existaient plus et la carnation était complètement modifiée. Ce jeune homme sortit de l'établissement le 21 septembre dans un état très-satisfaisant. J'ai revu quelques mois après ce malade et les forces nouvelles qu'il a acquises lui ont permis de reprendre les travaux de la campagne qu'il avait abandonnés depuis plusieurs années. Il doit me revenir au printemps prochain, et je ne doute pas qu'une deuxième cure n'achève la guérison.

OBSERVATION SIXIÈME.

N° 6. — GOUTTE PODAGRE.

M. ***, âgé de 55 ans, tempérament sanguin, habitué depuis longtemps à une vie sédentaire et à une nourriture copieuse et succulente, avait depuis quelques années ressenti une douleur assez vive aux deux gros orteils. Cette douleur disparaissait et reparaissait alternativement. Il avait en outre des hémorrhoïdes non fluentes.

Depuis six mois environ, le gonflement des pieds l'empêchait de porter des chaussures en cuir. Tel était encore son état à son entrée dans l'établissement, le 28 juillet 1850.

Traitement : Du 28 au 1er août, frictions avec le drap mouillé et deux demi-bains à courant continu à 8° centigrades. Du 1er août au 10, étuves sèches le matin suivies d'ablutions à 14°, compresses humides sur les deux orteils et deux douches en pluie périnéales à 8°. Du 10 au 20, deux étuves sèches par jour, deux grandes piscines à 6° 1/2 centigrades et deux douches à colonne périnéales à 6° 1/2.

Le 15, les hémorrhoïdes coulaient d'elles-mêmes, ce qu'il ne pouvait jamais obtenir auparavant que par une application de sangsues. La douleur et le gonflement, ayant déjà diminué depuis quelque temps, ont tout à fait disparu. Il peut sans difficulté mettre ses bottes et faire de longues promenades sans peine et sans douleur. Le malade quitte l'établissement le 30 juillet, et d'après les nouvelles que j'ai reçues de lui, le bien-être s'est maintenu et deux fois déjà les hémorrhoïdes ont coulé spontanément. Il est vrai de dire que, d'après mes conseils, il a continué l'usage des demi-bains froids.

OBSERVATION SEPTIÈME.

N° 7. — RHUMATISME MUSCULAIRE.

M. ***, âgé de 58 ans, tempérament lymphatique, constitution assez robuste, entra à l'établissement le 15 août 1850. Il était depuis plusieurs années atteint d'un rhumatisme musculaire qui avait graduellement augmenté d'intensité et qui, lors de son arrivée, était non-seulement des plus incommodes, mais rendait la marche très-difficile et quelquefois même impossible. Il avait beaucoup de peine à faire une courte promenade sans être haletant et épuisé de fatigue. Le cœur était légèrement hypertrophié sans lésion des orifices. Il n'existait aucun trouble fonctionnel de l'organe central de la circulation, pas de palpitations ni de dyspnée.

M. ***, tout robuste qu'il était, redoutait fortement l'hydrothérapie; il était craintif et paraissait en arrivant regretter déjà l'éloignement de sa femme et de sa famille.

Traitement : Le 16, je débutai par une friction avec le drap mouillé; il la supporta non sans maugréer. Jamais l'eau froide, je crois, n'avait touché sa peau. Sans être grand buveur, il considérait la privation du vin comme un supplice auquel il ne pourrait se soumettre. Du 17 au 21, même opération deux fois par jour, en y adjoignant des ablutions générales à 12°. La terreur de ce malade pour l'eau froide n'était pas encore vaincue et il ne pouvait se consoler de l'abstinence du vin à laquelle on le condamnait. Aussi, le 22 il partit à 5 heures du matin, sans prévenir personne et fit 6 lieues à pied pour retourner chez lui. J'ai appris, le jour de son départ, qu'indocile à mes avis il avait commencé chaque soir par aller boire au village un verre de vin; puis, de mauvais plaisants s'étaient moqués de ses scrupules, et la veille de son départ il était rentré dans sa chambre dans un état voisin de l'ivresse. Pendant la nuit, il avait vu des diables entrer par la fenêtre, et, l'esprit frappé de toutes ces visions, il était parti sans plus tarder.

Malgré ces écarts de régime et le peu de temps accordé à la cure, je ne puis m'empêcher de signaler la facilité avec laquelle ce malade a pu faire 6 lieues de marche, lorsqu'à son entrée il pouvait à peine faire vingt pas sans se reposer. Son peu de persévérance est donc à regretter pour lui.

OBSERVATION HUITIÈME.

N° 8. — RHUMATISME GOUTTEUX.

M. ***, âgé de 35 ans, tempérament lymphatique, d'une santé générale assez satisfaisante, entra à l'établissement le 22 août 1850. Atteint d'un rhumatisme goutteux chronique, remontant à plusieurs années, il avait déja fait sans succès deux cures aux eaux d'Aix et pris sans plus d'avantage le remède de Leroy.

Lorsque je le vis pour la première fois, toutes les articulations des membres inférieurs, celles des mains et de l'avant-bras, étaient le siége de tuméfactions considérables et douloureuses; les surfaces synoviales étaient en général dépolies et leur frottement occasionnait au moindre mouvement des bruits de craquement très-prononcés. Tous ces accidents empêchaient le malade non-seulement de marcher, mais encore de se soutenir sur ses jambes; une guérison, sinon une grande amélioration, pouvait être obtenue, mais la cure devait être longue et le malade persévérant.

J'employai dès le début l'étuve sèche, ainsi que les compresses humides en permanence et les ablutions à 20°, en raison de l'extrême irritabilité du malade. Insensiblement j'abaissai la température, lorsqu'arrivé à 12° le malade, qui ne trouvait pas encore d'amélioration, m'interrogea sur la durée de sa cure. Il s'en effraya et voulut partir au bout de quinze jours de traitement.

Cependant, les mouvements étaient un peu plus libres; les tuméfactions étaient devenues plus molles, et tout semblait me promettre un résultat satisfaisant.

Je ne puis m'empêcher de signaler ici un regret que j'ai souvent manifesté ailleurs, c'est que les malades établissent toujours une comparaison inexacte et fâcheuse entre l'hydrothérapie et les eaux thermales. Ces dernières, disent-ils, n'exigent qu'une cure de vingt-et-un jours, et ce chiffre arbitraire est appliqué par eux au traitement par l'eau froide. D'abord je n'admets pas que cette durée limitée soit passée à l'état de loi, et quand elle existerait pour les eaux thermales, l'hydrothérapie ne s'accommode nullement de ces restrictions qu'on lui impose; quand l'eau froide guérit, elle guérit radicalement, et tout malade qui vient lui demander la santé doit s'armer avant tout de résolution et de persévérance.

OBSERVATION NEUVIÈME.

N° 9. — RHUMATISME MUSCULAIRE ET ARTICULAIRE DE L'ÉPAULE ET DU BRAS.

M. ***, âgé de 33 ans, tempérament sanguin, nerveux, entra à l'établissement le 1er août 1850. Ce malade était atteint depuis plusieurs années d'un rhumatisme musculaire et articulaire, siégeant au bras et à l'épaule du côté gauche.

Etat du malade : Les douleurs sont si vives qu'il n'a de repos ni jour ni nuit. Il ne peut faire aucun usage de son bras gauche qu'il est obligé de soutenir de la main droite. Le moindre contact lui fait pousser des cris. Il se plaint et gémit sans cesse. L'appétit est à peu près nul. La constipation persiste depuis longtemps.

Traitement : A quatre heures du matin, étuve sèche, l'épaule et le bras malades couverts de linges mouillés et légèrement exprimés, sueur pendant une heure et demie, puis lotions à 18° centigrades; à quatre heures du soir, une seconde lotion à la même température. Le soir, avant de se coucher, un doucheur lui frotte le bras pendant cinq minutes avec des linges trempés dans l'eau à 12°; puis, avec une serviette sèche, jour et nuit le bras est enveloppé de compresses humides. Le quatrième jour, douche à colonne avec recommandation de ne pas frapper le bras souffrant plus que les autres parties du corps. Immédiatement après la douche, la douleur de l'épaule, déjà diminuée, disparaît entièrement, en laissant dans les parties qu'elle occupait le sentiment d'une constriction très-prononcée. Deux jours après, un érythème apparaît sur toute l'étendue du bras, et la douleur se porte vers le poignet. Pendant l'excitation que cette éruption donne au malade, je suspends momentanément la douche et l'étuve sèche, et je me borne à l'application des compresses sédatives sur toute la longueur du bras. Trois jours après, l'excitation a disparu; la douleur au poignet persiste, seulement avec moins d'intensité. Je fais reprendre alors le maillot et la douche, en la dirigeant de nouveau sur les parties voisines du poignet. Le lendemain, plus de traces de douleur, et depuis ce moment jusqu'au 9 septembre, jour de son départ, l'état du malade a toujours été en s'améliorant. Il peut se servir impunément de son bras.

On doit remarquer ici la rapidité avec laquelle les douleurs vives ont été apaisées, le rapport qui existe entre la diminution de la douleur et l'apparition de l'érythème, et l'action manifeste de la douche sur ce genre de douleur, en la faisant frapper plus particulièrement sur les régions qui avoisinent la partie douloureuse.

OBSERVATION DIXIÈME.

N° 10. — ARTHRITIS CHRONIQUE, GASTRO-HÉPATITE CHRONIQUE, ENDOCARDITE.

M. ***, âgé de 56 ans, tempérament sanguin, entré le 22 juin 1850, est atteint depuis neuf ans d'une gastro-hépatite qui, après avoir été traitée par les moyens allopathiques employés en pareil cas, n'a semblé céder momentanément au bout de deux années qu'après l'apparition d'une affection rhumatismale envahissant à la fois toutes les articulations. Comme il arrive fréquemment en pareil cas, une endocardite très-caractérisée est venue compliquer la gravité de cette affection; depuis sept ans, ce malade est exposé à de vives et continuelles douleurs qui l'obligent à garder le lit ou le fauteuil, sans pouvoir faire aucun mouvement.

État du malade : Tuméfaction des articulations contrastant avec le volume amoindri des membres; la rougeur et la chaleur normale de la peau sont très-peu modifiées; craquements qui paraissent dus à l'état de sécheresse des surfaces articulaires; mouvements fébriles avec exaspérations quotidiennes et surtout nocturnes pendant lesquelles les douleurs articulaires sont notablement augmentées; frissons et malaise, oppression, anxiété et quelquefois de la douleur dans la région précordiale; palpitations plus ou moins violentes, tumultueuses et irrégulières. A la percussion, je trouve une augmentation de l'étendue de la matité du cœur. L'auscultation révèle l'existence d'un bruit de soufflet plus ou moins râpeux et qui se fait particulièrement entendre au premier temps; sous la main les battements du cœur sont superficiels et accompagnés d'un frémissement vibratoire et d'une sorte de crépitation. Pendant les réactions fébriles qui surviennent la nuit, le pouls acquiert une fréquence très-considérable, dépassant quelquefois 140 et 150 pulsations par minute. Il offrait surtout ce caractère particulier désigné sous le nom de frottement globulaire. Les traits du malade dénotent l'inquiétude et la souffrance; la couleur du visage est en général violacée; il ne digère avec peine que certains aliments; la constipation est opiniâtre, les selles dures, qui ne se présentent que tous les huit jours environ, sont grisâtres et indiquent assez par cette couleur que les fonctions du foie ne sont pas normales.

Traitement : Je procède avec beaucoup de ménagement par des frictions avec le drap mouillé renouvelées deux fois par jour. Comme il les supporte assez bien, je lui fais faire après chacune de ces opérations une ablution à 24°, suivie de frictions sèches. Au bout de quelques jours, on l'enveloppe dans les couvertures où je le fais transpirer pendant une heure, en ayant soin qu'il ne soit pas trop serré et que les organes respiratoires jouent librement. Je fais suivre l'étuve sèche de lotions d'abord à 22°, puis insensiblement j'arrive à 16° et à 12°. Pendant l'enveloppement, les articulations sont recouvertes de compresses humides. Quinze jours après le commencement de sa cure, la douleur du cœur et les exaspérations nocturnes, après avoir notablement diminué, reparaissent avec plus d'intensité que jamais. Je laisse le malade dans un repos complet pendant quatre jours, au bout desquels le calme ayant reparu, j'emploie de nouveau les mêmes moyens et l'eau à la température de 26°, en la ramenant progressivement et d'une manière insensible jusqu'à 12°. Cette fois les maillots sont repris avec vigueur, des sueurs abondantes et critiques inondent le lit et le plancher, et chaque jour le malade sent ses articulations plus libres; les nuits sont calmes, la ceinture mouillée qu'il porte continuellement maintient le ventre libre, l'appétit est excessif, et ce malade si souffreteux et pour lequel j'hésitais à entreprendre cette cure est tout à fait métamorphosé. Il ne marchait qu'avec l'aide d'une béquille, il la jette loin de lui. A partir de ce moment, le corps couvert de sueur, il se plonge dans la piscine à 6° 1/2 centigrades. Il reçoit une fois par jour la douche à colonne dans les parties voisines des articulations, et au bout de six semaines de traitement il retourne dans sa famille, enchanté du bien-être qu'il éprouve et bien décidé à continuer l'usage de l'eau froide pour consolider sa guérison. J'ai ausculté le cœur au départ du malade; le bruit de soufflet n'existait plus, les battements avaient repris leur rhythme normal, la matité était notablement diminuée et le pouls variait de 80 à 90. Il y a sept mois que ce malade a quitté l'établissement; son médecin traitant vient de m'écrire que cette grande amélioration s'est soutenue et que, plein d'entrain et de gaîté, ce malade assure ne s'être jamais si bien porté. Cette observation me paraît doublement intéressante, surtout au point de vue de l'hésitation qu'on apporte à traiter les affections du cœur par l'eau froide, ensuite par la rapidité avec laquelle tous ces accidents si graves ont disparu. Je ne puis dire qu'une chose, c'est que j'ai moi-même tremblé en entreprenant pour la première fois une cure semblable et que les symptômes que j'ai relatés plus haut sont de la plus parfaite exactitude. L'expérience que j'ai pu acquérir depuis lors m'a fait voir que l'eau froide ne devait pas être un épouvantail pour toutes les affections du cœur; qu'il fallait établir une distinction de la plus haute importance entre la simple inflammation ou le rhumatisme du cœur et les lésions organiques de cet organe. La première me paraît susceptible de guérison, les secondes ne le sont pas. Seulement, comme le diagnostic différentiel de ces deux états est quelquefois difficile à apprécier, il faut user, je ne puis trop le répéter, de la plus grande réserve et apporter un examen sérieux toutes les fois qu'on aura affaire à un malade chez lequel le cœur ne sera pas dans un état normal.

N° 11. — RHUMATISME CHRONIQUE. — Traitement de trois semaines. — Guérison incomplète par indocilité.

N° 12. — RHUMATISME GOUTTEUX, CONCRÉTIONS TOPHACÉES, NODOSITÉS. — Traitement de cinq semaines. — Guérison incomplète par trop court séjour.

N° 13. — LOMBAGO CHRONIQUE ET FORT ANCIEN. — Traitement de huit semaines. — Même état, non succès.

N° 14. — GOUTTE PODAGRE. — Traitement de six semaines. — Guérison avec nécessité d'une 2e cure.

IIe SÉRIE.

NÉVRALGIES.

OBSERVATION ONZIÈME.

N° 15. — NÉVRALGIE SCIATIQUE.

M. ***, âgé de 44 ans, tempérament nervoso-sanguin, constitution robuste, entré à l'établissement le 6 mai 1850, est atteint depuis six semaines d'une névralgie sciatique du côté gauche, survenue à la suite d'un lombago chronique.

Etat du malade: Les foyers de douleurs où se manifestent au plus haut degré tous les signes de cette névralgie sont le point fessier au sommet de l'échancrure sciatique, le fémoral moyen, le péronéo-tibial et le dorsal du pied; on distingue en outre les douleurs provoquées et les douleurs spontanées. Les douleurs provoquées par la pression ressemblent à celles causées par une contusion et sont quelquefois si intenses qu'on peut à peine toucher la peau. Quelquefois la pression, outre cette douleur, occasionne des élancements qui s'irradient plus ou moins loin. Dans les intervalles des points sensibles, la pression est douloureuse, mais généralement à un moindre degré. Les mouvements et surtout la marche déterminent une douleur semblable et dans les mêmes points. C'est surtout lorsque le pied se pose à terre, et que la jambe soutient le poids du corps, que cette douleur acquiert son plus haut degré de violence. Le décubitus sur le côté malade produit des effets semblables. Les douleurs spontanées consistent dans une sensation pénible, sourde, contusive et continue, occupant principalement les foyers de douleur, en élancements qui partent de ces points pour aller retentir dans une étendue variable du trajet du nerf, en sensations diverses dont les principales sont un sentiment de froid, enfin en crampes et secousses plus ou moins violentes. Pendant les six semaines qui ont précédé son entrée, ce malade, négligeant sa maladie pour s'occuper de ses affaires, n'eut pour toute médication que deux vésicatoires volants appliqués sur le trajet du nerf et qui n'amenèrent aucun soulagement.

Le lombago, qui depuis 15 ans reparaissait souvent sous l'influence de fréquents voyages et de refroidissements, avait précédé l'apparition de cette névralgie, puis avait complétement disparu.

Traitement : Le 7 mai, deux étuves sèches dans la journée, sudation d'une heure, bain partiel à 15°.

Le 8, même traitement, grand bain à 12°.

Du 9 au 14, même traitement, grande piscine à 6° centigrades. Chaque jour, sous l'influence des sudations, les douleurs s'exaspérèrent au point d'empêcher la station verticale. Ayant remarqué que l'exercice ordonné après chaque opération réveillait une douleur plus vive, je prescrivis le repos absolu dans le lit. Une selle naturelle chaque jour.

Jusqu'au 17, même traitement. Les nuits sont agitées.

Le 18, étuve humide; le calme reparaît, mais dans la journée les douleurs sont plus aiguës.

Du 19 au 22, je recommence l'étuve sèche, sueurs infectes et très-abondantes. Urine sédimenteuse. Constipation. Je fais boire un peu plus d'eau au malade; des selles assez naturelles ont lieu chaque jour. Les douleurs persistent encore avec une violence extraordinaire. Je prescris une douche à colonne. Le mieux est sensible.

Le 20, une seconde douche rappelle toutes les douleurs plus vives que jamais. Suspension complète du traitement du 23 au 6 juin.

Comme mon système n'a jamais été exclusif, quoi qu'en disent mes confrères en hydrothérapie, je crois, comme je l'ai dit ailleurs déjà, que, quels que soient les moyens rationnels qu'on emploie pour rétablir l'équilibre détruit, du moment que ces moyens ont une puissance d'action analogue, quoique à différents degrés, ils peuvent servir, en s'aidant mutuellement, à obtenir le résultat désiré. C'est pourquoi, en vue de l'opiniâtreté de ces souffrances et encouragé par les expériences de MM. Serres, Flourens et Lonjet, je tentai l'application de quelques gouttes de chloroforme sur les foyers de douleur. Au moment même de cette application, le calme semblait reparaître, mais ne durait que quelques instants. Je persistai tous les soirs dans l'emploi de ce moyen pour donner un peu de sommeil au malade; mais les nuits étaient toujours agitées. Je lui administrai, en outre, la térébenthine selon la méthode ordinaire, et je dois avouer que, malgré l'emploi de tous ces moyens, je n'obtins aucune amélioration dans son état.

Le 6, je repris la douche à colonne, en la dirigeant principalement sur les lombes; douleurs vives, nuit un peu tourmentée. Le 7, à 5 heures du matin, le malade déclare n'avoir jamais été si bien et ne ressent aucune douleur. Je veux le faire lever, mais le lombago se fait sentir aussi aigu que dans les premiers temps. Comme cette douleur n'est perçue que dans la station verticale je fais garder le lit au malade pendant toute la journée du 8, et je ne lui ordonne aucune opération, pour le laisser jouir paisiblement du seul moment de bien-être et de calme qu'il ait éprouvé depuis longtemps.

Le 9, dès le matin, les douleurs de la jambe reparaissent; douche à colonne dans toute sa force dirigée principalement sur les lombes. Exaspération de la névralgie pendant toute la journée; selles liquides, fièvre, langue saburrale, nuit très-agitée. J'ai omis de dire que depuis le commencement du traitement l'appétit était déjà presque nul.

Après avoir mûrement réfléchi sur la conduite que je devais tenir vis-à-vis de cette persistance des douleurs, je me persuadai que, si le lombago, première cause de la maladie, pouvait être rappelé et traité d'une manière directe, je triompherais de la névralgie sciatique. Je m'appliquai donc à le réveiller et à le ramener à l'état aigu.

Le 10, à 5 heures du matin, pas de douleur dans la jambe; le lombago persiste, douche à colonne comme la veille; moins de douleur que le jour précédent. La nuit est meilleure.

Le 11, à 5 heures du matin, aucune douleur; le malade se lève et marche sans appui pendant deux heures. Deux douches à colonne dans la journée. Repos au lit.

Le 12, même traitement, amélioration rapide; il reste seulement un peu de roideur sur la face dorsale du pied; le lombago a disparu, les selles diarrhéïques continuent, les urines sont moins chargées.

Le 13, deux douches et grande piscine que le malade supporte parfaitement; pour la première fois, il peut nager dans le grand bain.

Du 14 au 21, quatre piscines par jour sans sudations préalables; le malade peut faire de longues courses à pied, et il quitte l'établissement dans un tel état de bien-être, qu'il ne sait comment me témoigner sa reconnaissance.

Quoiqu'il m'arrive souvent dans certains cas d'adjoindre l'allopathie à l'hydrothérapie, je ne puis me dissimuler ici que les moyens spécifiques employés pour guérir la névralgie sciatique n'ont eu aucun résultat; dans le cas particulier dont il s'agit, l'étuve sèche, en exaspérant les douleurs, n'a pas agi comme elle le fait ordinairement. Cependant, on verra dans l'observation suivante que, par son seul emploi, je me suis rendu maître en quelques jours d'une affection semblable et d'un caractère aussi aigu. Chez le malade qui fait le sujet de l'observation qu'on vient de lire, la douche à colonne a fait merveille ; seulement je regrette, le 7 juin, quand le malade se trouvait si bien, de n'avoir pas ordonné une nouvelle douche, au lieu de le laisser jouir d'un calme trompeur et momentané.

J'ai reçu fréquemment, non-seulement des nouvelles, mais encore des visites de ce malade. L'amélioration s'est maintenue, mais je crois cependant que s'il fait une seconde cure au printemps, on préviendra pour toujours le retour de son lombago et de sa névralgie sciatique.

OBSERVATION DOUZIÈME.

N° 16. — NÉVRALGIE SCIATIQUE.

M. ***, agé de 65 ans, tempérament nervoso-sanguin, caractère vif et impressionnable, habitué aux exercices de la chasse qu'il aime passionnément, contracta pendant l'année 1849 une névralgie sciatique très-aiguë, après une chasse au marais qui avait duré toute une journée. Ce malade, très-irritable, souffrant plus que tout autre de la moindre douleur, était dans un état difficile à décrire quand il me fit appeler. Comme mon établissement n'était pas encore ouvert, ma première pensée fut de chercher à le calmer à tout prix, et je songeai à appliquer un moyen tout récemment mis en usage dans un cas analogue, je veux parler du chloroforme. Les points douloureux étaient le point iliaque ou supérieur vers le milieu de la tête de l'os des iles, le fémoral moyen, le poplité et le malléolaire. Le pouls était nerveux et donnait 100 pulsations par minute. Je répandis sur de la ouate de coton une douzaine de gouttes de chloroforme que j'appliquai sur chaque point douloureux et que je maintins par un bandage. Le sentiment de brûlure qui accompagne toujours cette application se fit sentir à un très-haut degré. Je laissai ainsi le malade jusqu'au lendemain matin, 5 juin 1849. Le 6, je revins le visiter. La nuit avait été très-mauvaise; les douleurs, qui avaient semblé céder un instant, existaient toujours avec la même intensité. Le moindre mouvement mettait le malade à la torture. Il n'osait plus faire d'inspirations. J'enlevai l'appareil. La rubéfaction que produit le chloroforme était manifestement établie. Pensant qu'une seconde application serait plus efficace, je répandis de nouveau quelques gouttes de cet agent sur l'appareil que je remis en place. Le 7, même état, sans aucun amendement des douleurs. Je pouvais, en m'appuyant sur l'autorité des noms déjà cités, employer le chloroforme dans cette circonstance, et cependant son action avait été plus nulle encore que dans l'observation précédente. Je viens de lire la note communiquée à l'académie des sciences par M. Aran, médecin du bureau central des hôpitaux, sur l'anesthésie locale (1); les conclusions favorables de son travail sur l'action de l'éther chlorhydrique chloré, moins volatil et d'un degré de fixité plus grand que le chloroforme et l'éther, me détermineront à l'employer de préférence aux autres agents anesthésiques, dans les cas nombreux où ces derniers sont souvent si dangereux et si infidèles.

Le malade dans son impatience voulait partir pour les eaux d'Aix. Je lui fis comprendre que, sans le faire sortir de chez lui, je pouvais le traiter et le soulager d'une manière plus

(1) *Note sur la médication anesthésique locale*, par M. le Dr Aran, journal *l'Union médicale*, 24 décembre 1850, page 621.

certaine encore et en évitant les frais qu'occasionnerait un si grand déplacement. Il accepta : séance tenante, je le fis porter sur un lit où préalablement j'avais fait étendre deux larges couvertures de laine. Après qu'il fut emmaillotté, je fis apporter près de son lit une grande baignoire remplie d'eau froide à 15°. Au bout de deux heures, la sudation était complète. Je le dépouillai de ses couvertures et le fis plonger dans le bain où il resta environ deux minutes. J'avais été obligé de l'y faire porter, et il en put sortir seul et s'appuyer contre son lit pour recevoir la friction. Ce premier maillot lui avait rendu le calme. Il souffrait toujours, mais la douleur était plus supportable. Le lendemain, après la même opération, l'amélioration est encore plus grande. Pendant huit jours consécutifs, l'étuve sèche fut continuée et la température de l'eau graduellement abaissée jusqu'à 8° centigrades. A dater de ce moment, le sommeil était revenu. Il n'y avait presque plus de douleurs, et le malade, à l'aide d'une simple canne, put traverser seul le village de Divonne et venir chaque jour prendre une douche à colonne dans l'établissement provisoire que j'avais créé. Dix jours plus tard, le malade était entièrement guéri, et depuis 18 mois que ce traitement a eu lieu, il n'a été menacé d'aucune récidive.

En comparant cette observation avec la précédente, on verra que deux affections semblables étant données, les mêmes moyens employés pour les guérir n'agissent pas toujours de la même manière. Chez le premier de ces malades, l'étuve sèche exaspérait au plus haut point les douleurs, et chez le second, le premier maillot les a presque dissipées.

OBSERVATION TREIZIÈME.

N° 17. — NÉVRALGIE CUBITALE ET POPLITÉE.

M. ***, âgé de 40 ans, tempérament bilioso-sanguin, visage coloré, carnation magnifique, fut atteint en 1846 d'une pleurésie aiguë qui ne laissa d'autres traces qu'une grande facilité à contracter des catarrhes. Aussi, depuis cette époque, ce malade s'est-il couvert le corps de flanelle, sans que pour cela ces accidents soient moins fréquents.

M. ***, mène une vie très-active; ses affaires commerciales l'ayant éloigné de sa famille au mois de janvier 1850, il y revint au bout de six semaines environ avec une légère teinte ictérique, de l'inappétence, de l'inquiétude, un embarras gastrique. La langue était saburrale. Le médecin qu'il consulta lui fit administrer un vomitif et un purgatif. Les symptômes principaux disparurent pour faire place aussitôt à une douleur très-vive et presque permanente dans le trajet du nerf cubital. Le siége principal de cette douleur se trouvait dans l'espace compris entre le condyle interne de l'humérus et l'olécrane; elle existait simultanément aux deux bras, puis aux deux régions poplitées. Elle s'irradiait momentanément, il est vrai, dans tout le trajet de ces nerfs, mais elle était fixe dans les points que je viens d'indiquer.

Du 1er au 20 mars, ces douleurs devinrent intolérables et résistèrent à la médication exclusivement allopathique qui fut employée à cet effet. Les nuits étaient très-mauvaises, le moral était sombre, inquiet; non-seulement la douleur empêchait le malade de reposer, mais il était toute la nuit agité par la fièvre. Les urines étaient briquetées, la face avait pris une teinte encore plus ictérique, la constipation était permanente, et la faim était tellement diminuée qu'à peine prenait-il deux légers potages dans la journée. Tel était l'état de ce malade à son entrée à l'établissement, le 20 mars.

Le 21, étuve sèche, grand bain d'une demi-minute à 8°, ceinture mouillée, trois verres d'eau; le soir, friction générale avec le drap mouillé ; l'appétit est meilleur, et pas de douleurs dans la journée. J'avais omis de mentionner que, depuis quelque temps, il y avait toutes les nuits à une heure du matin, exaspération notable des douleurs et qu'elles semblaient devenir intermittentes. La nuit qui suivit la première journée, elles se réveillent à l'heure ordinaire moins aiguës et plus vagues. Urines plus claires.

Le 22, même traitement; application sur les points douloureux de compresses mouillées pendant le maillot; quatre verres d'eau; pas de douleurs dans le jour, la nuit un peu agitée.

Le 23, même traitement. Bain partiel à 10° et frictions le soir, six verres d'eau; émission considérable d'urine, diarrhée légère, appétit dévorant, la face a repris son teint rosé ordinaire. Pas de douleurs. La nuit est calme. Le malade est gai et dispos.

Le 24, même traitement, nuit excellente, selle molle, non diarrhéique. Six verres d'eau.

Le 26, fièvre de réaction; exacerbation des douleurs. Transpiration âcre et fétide.

Jusqu'au 31, même état. Etuve humide comme moyen sédatif. Suspension du traitement pendant deux jours.

Le 4 avril, je suspends l'étuve sèche, je fais pratiquer des ablutions matin et soir; douche à colonne de cinq minutes sur le trajet même des nerfs malades. Constipation légère.

Jusqu'au 8, même traitement. Douche en pluie ascendante; deux selles par jour.

Le 9, deux douches à colonne; diminution des douleurs.

Le 10, les douleurs sont à peu près nulles pendant le jour; un peu d'angoisse la nuit; appétit, gaîté.

Du 10 au 17, deux grandes douches par jour, ablutions matin et soir; les douleurs ont totalement disparu, et le malade sort le 17 avril, enchanté du résultat obtenu et dans un état de santé général très-satisfaisant.

Il est important de noter que ce malade, si disposé à contracter des catarrhes, a déjà passé un hiver très-rigoureux et très-humide sans qu'aucun accident de ce genre soit venu lui rappeler qu'il ne portait plus de flanelle.

Pendant le cours du traitement, je fais perdre insensiblement aux malades cette habitude funeste de la flanelle, qui, en privant la peau de l'influence tonique de l'air, et en provoquant sans cesse de la moiteur dans les régions qu'elle semble protéger, dispose bien plus au refroidissement et à l'influence des variations atmosphériques que si ces parties importantes étaient au contraire aguerries au contact de l'air.

Je ne conseillerais cependant pas aux personnes habituées à porter de la flanelle, et qui pourraient se décider à partager mes convictions, de l'abandonner tout-à-coup; il faut que la transition soit insensible. Tout ce que je puis affirmer en m'appuyant sur autre chose que le raisonnement, c'est que tous les malades soumis au traitement hydrothérapique n'ont eu qu'à se féliciter d'avoir suivi ce conseil, et celui qui fait le sujet de cette observation en est encore un exemple.

N°. 18. — NÉVRALGIE SCIATIQUE, GASTRITE CHRONIQUE. — Traitement, cinq semaines. — Guérison.

N° 19. — NÉVRALGIE SCIATIQUE FORT ANCIENNE. — Traitement, huit semaines. — Guérison avec nécessité d'une deuxième cure.

Nº. 20. — Névralgie sciatique. — Traitement, six semaines. — Guérison.

Nº 21. — Névralgie temporale des plus intenses, gastralgie polycholie. — Traitement, huit semaines. — Guérison avec nécessité d'une deuxième cure.

Nº. 22. — Névralgie intercostale droite. — Traitement, neuf semaines. — Guérison incomplète par un trop court séjour.

Nº. 23. — Névralgie cranienne. — Traitement, cinq semaines. — Guérison.

Nº. 24. — Névralgie cranienne, irritabilité générale. — Traitement, sept semaines. — Même état, non succès.

Nº. 25. — Névralgie temporale et susorbitaire, disposition chlorotique. — Traitement, une semaine. — Guérison incomplète par trop court séjour.

Nº 26. — Entéralgie. — Traitement, huit semaines. — Guérison.

Nº 27. — Entéralgie datant de six ans. — Traitement, huit semaines. — Guérison.

Nº 28. — Névralgie intercostale gauche. — Traitement, neuf semaines. — Même état. — Non succès.

IIIe SÉRIE.

NÉVROSES, NÉVROPATHIES.

OBSERVATION QUATORZIÈME.

N° 29. — HYSTÉRIE, ACCÈS CATALEPTIFORMES.

Mlle ***, âgée de 20 ans, tempérament nervoso-sanguin, entrée à l'établissement le 10 juillet, a été pendant plusieurs années atteinte de crises hystériques très-violentes, compliquées d'état cataleptique. Le médecin qui lui donnait des soins avait employé les bains soufrés à domicile et les eaux de Louêche comme ayant eu, les premiers assez immédiatement, les secondes plus tardivement, une influence heureuse sur cette cruelle affection.

Mlle *** était guérie depuis près de deux ans, lorsqu'elle partit l'hiver dernier pour Londres, où les fatigues du voyage, jointes aux occupations qu'elle eut à remplir dès son arrivée et diverses autres émotions, ramenèrent une forte crise qui engagea les médecins de Londres à la renvoyer en France pour se soigner. Cette crise fut unique et put être considérée comme une rechute passagère. Cependant sa santé ébranlée, mal rétablie, engagea son médecin à lui faire faire une cure d'eau froide.

État de la malade: Petite stature, forte, cheveux et yeux noirs, face colorée, peau blanche, menstruation irrégulière. Avant de commencer le traitement, le jour même de son arrivée, elle pâlit tout à coup; ses yeux ordinairement doux prennent un aspect hagard; elle marche comme un automate. Cet état dure toute la nuit, et le lendemain matin une crise se manifeste. Voici les principaux phénomènes que j'ai pu observer : convulsions débutant par une chute, cris précipités, aigus, mouvements violents d'extension et de flexion alternative des membres ; la malade se lève vivement sur son séant, puis se précipite avec la même violence en arrière ; des secousses convulsives agitent tout le système musculaire ; ses mouvements sont d'une telle violence que, seul, j'ai de la peine à la contenir. Quand elle m'échappe, elle se redresse, retombe, se jette à droite et à gauche, bondit avec une violence effrayante et frappe des pieds et des mains avec une incroyable vitesse ; les yeux sont fermés, les paupières agitées d'un frémissement continuel, précipité, les narines sont largement ouvertes ; tout à coup la tête, après avoir été un instant immobile, est portée avec une extrême vitesse de droite à gauche, puis elle s'incline à droite d'une manière plus prononcée, et le tronc se plie de telle façon que la tête touche le bassin. Cet état de pleurototonos persiste pendant un quart d'heure ; la jambe droite est fléchie sur la cuisse de telle sorte que le talon touche le bassin ; tout le côté gauche est étendu et le corps et les membres conservent pendant tout ce temps une roideur cataleptique. Je la soulève sans que cette position change. Je la dresse contre le mur et elle reste un quart d'heure dans cet état. A cet ensemble de phénomènes violents succède une rémission dans laquelle, après avoir été portée sur son lit, la malade reste étendue, haletante, frémissant de la tête aux pieds. L'œil devient fixe, insensible aux excitations extérieures ; elle offre dans ce moment un singulier état d'extase. Bientôt la face devient vultueuse, chaude ; le pouls, qui était resté pendant tout l'accès petit et concentré, s'élève à 100 et 120 pulsations ; la respiration est lente, bruyante ; la malade porte fréquemment la main sur la région antérieure du corps ; elle se frappe la poitrine à coups redoublés, écarte et déchire ses vêtements, s'accroche à moi; enfin cet accès qui a duré une heure se termine par une explosion de pleurs et de sanglots entrecoupés de quelques éclats de rire. Elle reste affaissée dans une prostration extrême, et le lendemain je commence le traitement.

Traitement : Frictions avec le drap mouillé matin et soir, ceinture mouillée sur l'hypogastre. Ces opérations préliminaires sont assez bien supportées; aussi, quatre jours après je commence l'étuve humide suivie de lotions à 18°; demi-bain à 20° de trois minutes. La transpiration est assez facile. Quelques jours après, j'abaisse graduellement la température de l'eau de la lotion.

Le quinzième jour, elle supporte un grand bain à 8°, puis la piscine à 6° 1/2 centigrades.

Pendant tout cet intervalle, elle n'a eu que deux crises, mais d'un caractère moins sérieux que la première. Les urines qui, au début du traitement, étaient rares et limpides, deviennent abondantes et sédimenteuses. Les selles sont naturelles. La malade se plaint souvent de douleurs à l'épigastre et dans toute la région utérine.

Le traitement continue, lorsque le 30 juillet la menstruation qui devait apparaître n'a pas lieu. Congestion vers la tête, mutisme complet. Cet état dure deux jours. Les moyens hydrothérapiques employés ordinairement comme dérivatifs vers le bassin ne peuvent être appliqués parce que la malade ne veut pas sortir de son lit. L'indication était formelle, il fallait agir. Dix sangsues sont appliquées à la vulve; les règles reparaissent, les accidents cérébraux se dissipent et la malade commence à articuler quelques mots, puis enfin à parler. Mais ici des phénomènes critiques d'un autre ordre se présentent. Les règles ont suivi leur cours, et sitôt qu'elles sont suspendues la malade éprouve un besoin impérieux de se lever et de courir. Quand elle me parle, il lui est impossible de ne pas me tutoyer. Elle a la conscience qu'elle ne reste pas vis-à-vis de moi dans des termes respectueux et elle en éprouve un vif chagrin. Le mot de *Monsieur* ne lui fait aucun mal, mais le mot *vous* qui lui échappe quelquefois la fait tomber en syncope. Elle a une loquacité interminable. Les phrases sont décousues et elle passe avec une grande rapidité d'un sujet à un autre. Elle m'échappe, court à travers champs, et la garde qui veille près d'elle fait environ une lieue en courant sans pouvoir l'atteindre. En rentrant au bout de deux heures, elle me fait part de ses impressions et me dit, avec sa loquacité ordinaire, qu'elle éprouve un besoin irrésistible d'atteindre les hauteurs et que la vue de la terre et de la plaine lui fait mal et l'étouffe. Effectivement, sans que ce soit affectation chez elle, quand elle m'explique cette sensation, ses regards sont invariablement fixés vers le Ciel. Je la fais conduire dans une salle de bain; on la déshabille, elle s'assied dans la cuve vide du bain partiel, et, pendant qu'on lui frotte vigoureusement les jambes dont la température est beaucoup plus basse que celle du reste du corps, je lui fais verser sur le sommet de la tête de l'eau froide à 10°. Cette opération dure un bon quart d'heure; on lui maintient en place sur le sinciput des compresses calmantes qu'on renouvelle à chaque instant. Cette opération terminée, tout semble rentrer dans l'ordre, les jambes sont brûlantes, elle ne me tutoie plus et son regard est naturel.

Depuis ce moment jusqu'à l'époque menstruelle suivante, le traitement a continué, se composant d'étuves humides, de douches en poussière principalement dirigées sur le crane, et de tous les moyens dérivatifs qui devaient favoriser l'afflux du sang vers le bassin et les extrémités inférieures, tels que demi-bains froids à courant continu, douches en pluies ascendantes, douches périnéales et pédiluves froids avec friction. Pendant cet intervalle, quelques crises légères et sans importance ont précédé surtout l'apparition des règles, qui cette fois se sont présentées d'une manière normale. Elles ont duré quatre jours. Le sang, qui depuis longtemps était aqueux et d'une teinte rosée, était alors plus riche en fibrine. A partir de ce moment, la menstruation qui, par son irrégularité, était cause ou effet de ces accès hystériques, en devenant désormais régulière, a mis un terme à toutes ces crises. La malade a quitté l'établissement dans un parfait état de santé, s'est mariée au bout de deux mois, et les nouvelles, que dernièrement encore j'ai reçues d'elle, m'annoncent que tout orage est passé et que la nouvelle position qu'elle a acquise est, comme je l'avais pensé tout d'abord, le remède le plus efficace, sinon pour guérir la maladie, du moins pour en prévenir tout réveil.

OBSERVATION QUINZIÈME.

N° 30. — HYPOCONDRIE, GASTRO-HÉPATITE CHRONIQUE.

M. ***, âgé de 52 ans, tempérament nervoso-sanguin, visage coloré et d'une carnation flasque, est entré à l'établissement le 7 avril 1850, atteint d'une hypocondrie avec tout le cortége de ses effets consécutifs.

État du malade: La surface de son corps est littéralement couverte de cicatrices de sangsues, de vésicatoires, de cautères, d'emplâtres de toute espèce; il se plaint de ne pas digérer facilement. Longtemps après son repas, l'épigastre est pesant et fatigué; la constipation est habituelle; sommeil agité, rêvasseries, luttes contre des êtres indéfinissables, peurs, cauchemars, hallucinations. Il parle sans cesse et à tout le monde des détails de sa maladie; il s'inquiète des phénomènes les plus naturels qui apparaissent à la surface du corps. Sa langue a une apparence bizarre; elle est profondément fendillée en tout sens, elle est pâteuse le matin et presque constamment saburrale à la partie postérieure; il n'a point d'aigreurs et peu d'éructations. Les pieds sont toujours froids.

Le 8, étuve sèche, bain partiel à 12°, d'une minute; grandes souffrances produites par le froid aux pieds dans le peu de temps que dure le bain; bain de siége à 15°, ceinture mouillée et ablutions avant de se coucher.

Le 9, la nuit a été agitée; même traitement en y ajoutant deux pédiluves à 6° 1/2 centigrades. Le froid aux pieds est toujours très-grand et la réaction lente à se produire. Pas de pesanteur à l'estomac, bonne digestion, une selle abondante.

Du 10 au 20, même traitement.

Le 21, l'étuve sèche est continuée, mais j'y ajoute dans la journée une douche à colonne qui produit une réaction puissante et générale.

M. ***, qui ne transpirait jamais, a des sueurs très-abondantes dans le maillot. Sur ces entrefaites, une douleur très-vive apparaît à l'orteil du pied droit. Le malade se rappelle avoir souffert il y a une vingtaine d'années à la même place et de la même douleur. Compresses *humides-sèches* sur l'orteil; la douleur disparaît au bout de deux jours; les selles sont naturelles et régulières. La gaîté reparaît; il reçoit en visite quelques membres de sa famille qui sont tellement frappés du changement physique et moral qui s'est fait en lui, qu'ils m'adressent à ce sujet de vives félicitations et le considèrent comme tout à fait guéri.

Le 30, le malade prend deux douches par jour, et comme j'avais remarqué que cette opération commençait à l'agiter, je l'engageai à n'en prendre qu'une; mais les trouvant si agréables, il voulut, le 6 mai, de nouveau en prendre deux, malgré mon observation. La nuit fut mauvaise, sans sommeil, et il eut beaucoup de rêvasseries. Je supprimai les grandes douches et j'insistai principalement sur la douche périnéale et le demi-bain à courant continu; quelques lavements froids.

Le 8 mai, grande piscine à 6° 1/2 centigrades. La santé va en s'améliorant, et le malade jusqu'au 18 mai, époque de son départ, avouait ne s'être jamais si bien porté.

Le succès de l'hydrothérapie est presque toujours constant dans les cas d'hypocondrie. Ainsi, cette année, sur dix cas qui se sont présentés, sept ont été radicalement guéris, deux guéris avec la nécessité d'une 2e cure et un seulement est resté dans le même état. Encore ce dernier n'appartenait-il pas franchement à la classe des hypocondriaques; j'avais plutôt affaire à une lésion mentale, à une monomanie qui eût été traitée plus avantageusement dans une maison d'aliénés. Certes, l'observation qu'on vient de lire présente un résultat satisfaisant, et je ne sache pas qu'aucun autre moyen thérapeutique puisse triompher ainsi de cette affection qui fait le désespoir des médecins et des malades.

OBSERVATION SEIZIÈME.

N° 31. — PARAPLÉGIE HYSTÉRIQUE. — ÉTAT ÉLECTRO-MAGNÉTIQUE BIZARRE. — SOMNAMBULISME MAGNÉTIQUE SPONTANÉ. — LUCIDITÉ.

Mlle ***, âgée de 16 ans, tempérament nerveux-sanguin, teint rosé, belle carnation, entra à l'établissement le 21 septembre 1850. Cette jeune fille fut réglée pour la première fois à l'âge de 13 ans; la menstruation suivit toujours une marche à peu près normale; seulement le premier jour qu'apparaissent les règles, elle pousse des sanglots, des cris, et l'on peut difficilement sécher ses larmes; à chaque retour des époques, mêmes pleurs et même surexcitation nerveuse. Le froid aux pieds est permanent. Deux ans après, depuis l'été de 1849 jusque dans le mois d'octobre, elle ressent une douleur violente à la région précordiale qui augmente d'intensité tous les soirs entre 8 et 9 heures. Sa durée varie de 3 à 10 minutes et est suivie de pleurs et de prostration. Cet état, dis-je, se maintient jusque dans le mois d'octobre, époque à laquelle elle éprouve une forte secousse morale, un grand chagrin : son père meurt. Cette douleur si naturelle est accompagnée de crises nerveuses très-violentes, de spasmes convulsifs, de pleurs intarissables; puis tout-à-coup, et de manière à frapper d'étonnement les personnes de sa famille qui avaient été témoins de cet état pénible, elle devient sans transition calme et résignée. Au mois de décembre suivant, réveil de la douleur précordiale et engourdissement du bras gauche comme s'il était paralysé; le 31 décembre ses règles apparaissent précédées et accompagnées de douleurs abdominales et de coliques utérines très-énergiques; elle garde le lit pendant quelques jours. Le médecin qui lui donnait des soins, lui fait pratiquer sur la région du cœur et sur le bras toujours engourdi, des frictions avec de l'eau froide et un linge sec et grossier, et il commence l'usage d'un sirop ferrugineux. Tous ces moyens calment la malade; la douleur au cœur et l'engourdissement du bras disparaissent, la santé est satisfaisante jusqu'à la fin de juin 1850. Pendant cet intervalle, son instruction religieuse avait commencé, et, tout en la faisant avec beaucoup de zèle, elle est forcée de suspendre ses leçons tous les quinze jours et de se reposer quelque temps à cause de l'accablement qu'elle éprouve;

elle ne peut faire dix minutes de marche sans être épuisée de fatigue. Les parents avaient déjà remarqué la même disposition lorsque plus jeune elle suivait les cours de l'école des jeunes filles.

Dans le mois de juillet elle a fréquemment une tendance à avoir, disait-elle, le sang à la tête et les extrémités froides; c'est surtout vers quatre heures du soir que ces symptômes se présentent: elle éprouve en outre un malaise général, elle a chaque soir à la même heure un épistaxis qui dure plus ou moins longtemps, puis du découragement et peu d'entrain.

Cette jeune malade qui connaissait un peu le piano et qui en jouait jusqu'alors avec plaisir, ne peut le faire à cette époque sans éprouver une douleur générale, vague, indéfinissable et des tressaillements nerveux; quand elle touche les notes elle se rend d'abord bien compte de ce qu'elle fait; puis au bout d'un instant, elle n'est plus maîtresse de ses doigts qui précipitent convulsivement la mesure; elle n'a plus la conscience que c'est elle qui joue; elle veut s'arrêter, elle ne le peut plus, et sa mère est obligée de l'éloigner de l'instrument. Quand elle entend quelqu'un jouer du piano, elle éprouve déjà des spasmes et une angoisse qu'elle ne peut réprimer; la musique des rues l'irrite encore davantage.

Le 7 août, au pied gauche, qui depuis un mois environ lui causait quelque gêne, apparaît une douleur très-vive au-dessous et en avant de la malléole externe; tous les soirs, à quatre heures, la fièvre se montre toujours ainsi que les saignements par le nez.

Son médecin, qu'elle affectionnait tout particulièrement, prescrit quelques sangsues sur le pied malade: on veut les lui appliquer, leur vue l'épouvante; elle a successivement plusieurs crises d'une violence extrême et on est forcé d'y renoncer. On lui ordonne alors des bains tièdes prolongés, d'une durée d'abord de trois heures, puis graduellement de huit heures; le délire avait déjà commencé, et depuis qu'elle avait vu ces sangsues, elle croyait en apercevoir partout, sur son lit, dans la baignoire, contre le mur; aussi frappait-elle violemment, comme pour les éloigner, tout ce qui était à sa portée. J'oublie de dire que de tout temps la vue des araignées, ou de tout autre insecte qu'elle n'avait pas l'habitude de voir, lui causait une terreur extraordinaire.

Les syncopes que je décrirai plus bas devenaient très-fréquentes et précédaient en général l'état convulsif; en prenant un des bains tièdes dont j'ai parlé, elle voit une araignée tomber sur l'eau, elle pousse des cris désordonnés et se fait tirer à l'instant du bain; le délire augmente et elle reste trois semaines sans reconnaître ses parents et ses amis qui l'entourent.

Au bout de ce temps le pied va mieux, mais les jambes sont tellement froides qu'on ne peut parvenir à les réchauffer malgré les moyens les plus énergiques; on veut en vain la faire marcher en l'aidant à faire quelques pas, ses jambes ne peuvent la soutenir. Comme les crises continuent toujours, on lui prescrit des pilules d'oxide anhydre de zinc et d'assa-fœtida alternativement; sous l'influence de cette médication, les syncopes semblent diminuer de durée et d'intensité. De sa chambre on la porte au salon : son regard est fixe, se promène avec lenteur et étonnement sur les personnes et les objets qui l'entourent, et ses yeux semblent insensibles aux impressions extérieures. Le deuxième jour, sans aucune transition, le regard est calme et souriant, et elle entre amicalement en rapport avec sa famille qui est près d'elle.

Depuis cette époque jusqu'au 21 septembre, jour de son

arrivée à Divonne, son état n'a rien présenté de particulier, si ce n'est la paraplégie qui s'est complètement établie; des jours entiers se passaient sans qu'elle ressentît le moindre malaise, lorsque, deux ou trois jours avant de partir pour Divonne, une guêpe vole dans sa chambre: on veut la chasser, elle se retourne pour ne pas la voir et elle trouve une araignée sur son coussin. Accès nerveux plus violents encore que les précédents, spasmes et tressaillements convulsifs.

Toutes ces crises se présentent de cette manière : quand elle voit une personne étrangère à sa famille soit de loin, soit de près, ou qu'elle est en proie à quelque surprise ou à quelque émotion, elle ferme aussitôt les yeux, elle pâlit, la tête s'incline sur l'épaule avec quelques mouvements spasmodiques des membres. Cet état dure plus ou moins longtemps, quelquefois dix minutes, puis elle ouvre les yeux, regarde autour d'elle avec une expression de terreur; la syncope recommence, dure moins que la première, puis enfin la pâleur se dissipe, et elle rit elle-même de ce qui s'est passé. La vue des petits garçons ne lui fait aucun mal, mais celle des jeunes filles n'ayant pas atteint l'âge de puberté produit sur elle un effet extraordinaire: elle les a en horreur.

Etat de la malade à son arrivée à Divonne: Apparence de la plus parfaite santé, impossibilité de mouvoir les jambes, abolition complète de la sensibilité depuis les genoux jusqu'à l'extrémité des pieds; depuis les hanches jusqu'aux genoux la sensibilité n'est qu'obtuse. Quand avec les deux mains on embrasse tout le pourtour de cette dernière région et qu'on la comprime fortement, elle n'en a pas la conscience: elle éprouve seulement de la douleur lorsqu'avec deux doigts on pince la peau. L'abaissement de la température de ses membres est en raison directe de l'insensibilité; les doigts des mains sont froids et insensibles jusqu'à la première phalange exclusivement. Le sens du tact est tout-à-fait perdu, ce qui ne l'empêche pas cependant de se servir de ses doigts et de s'occuper des travaux d'aiguille. La station verticale est absolument impossible, même quand on la soutient sous les bras. Il lui semble, dit-elle, que son corps ne vit que jusqu'au bassin, et que ses jambes, qui paraissent être faites de coton, sont accrochées au tronc. Toute la partie supérieure du corps a une exubérance de vie que la partie inférieure est loin d'atteindre. Il n'y a cependant pas de diminution dans le volume ordinaire des jambes; mais les hanches, les épaules, la poitrine et la figure, sont grasses et replètes. Il y a constipation, les urines sont naturelles, peu abondantes, et l'appétit est presque nul; le sommeil est profond.

Traitement : Pendant les huit premiers jours, grands bains froids à 16°, puis à 7°. Demi-bains tempérés constamment à 18°. Je crains ici, en donnant des demi-bains trop froids, d'exciter une réaction, une stimulation trop grande sur l'organe utérin.

Pendant tout cet intervalle, elle eut chaque jour des crises semblables à celles que j'ai décrites plus haut, malgré les pilules d'oxide de zinc dont elle continue l'emploi; elle finit par s'habituer à ma présence, et mes visites de chaque jour ne la font plus tomber en syncope. Le matin et le soir, la personne qui l'accompagne est obligée pour la tranquilliser de faire une visite minutieuse dans tous les coins de la chambre pour s'assurer qu'il n'y a pas d'araignée. Cependant, malgré toutes ces précautions, il semble que ce soit une fatalité, elle en découvre une ou deux chaque jour, qui la plongent dans des crises très-violentes. A cette époque il se présenta un fait que je ne puis passer sous silence: il était cinq heures du soir; depuis deux heures un orage nous menaçait, et, à mesure qu'il semblait s'approcher de nous, la malade était tombée dans une syncope profonde; on me fait appeler près d'elle, elle est étendue sur son lit. L'atmosphère est chargée d'électricité, mais aucun éclair n'a encore brillé. La respiration est haletante, oppressée. Les traits sont calmes, les yeux sont fermés, les paupières cèdent difficilement aux efforts que je fais avec la main pour les ouvrir: cette opération, qui n'est pas sans douleur, laisse voir le globe de l'œil convulsé et porté vers le haut de l'orbite. J'applique, comme je le faisais souvent pour la calmer, ma main gauche sur l'épigastre. Elle la repousse avec force; je la réapplique et, avec une expression de douleur, elle m'indique que je dois ôter ma bague. L'application de la main droite, qui ne porte pas d'anneau, donne à sa physionomie une expression de bien-être. Cependant l'épigastre était gonflé. Des mouvements utérins se faisaient sentir; l'oppression augmentait; le tronc était soulevé en arc comme dans l'opisthotonos; le corps reposait seul sur l'occiput et les talons. Sa figure exprime alors la souffrance; on voit qu'elle veut se soustraire à une influence dont je ne puis me rendre compte.

Aussi, ne sachant que faire pour la calmer, je voulus machinalement, dans mon inexpérience pratique à l'endroit du magnétisme, lui faire une passe devant le visage: ma main étendue en était éloignée de quatre pouces environ, lorsque, sans rien voir de ce mouvement, puisqu'elle avait les paupières closes et le globe de l'œil renversé, sa douleur devint insoutenable; elle me repoussa avec une violence telle que je dus me retenir à un meuble pour éviter une chute, puis elle porta avec agitation ses mains sur sa poitrine et saisit sa robe comme pour la déchirer. Enfin elle parvient à s'emparer d'un cordon de soie passé autour du cou, tire avec force sa montre en or qui y était suspendue et veut à tout prix s'en débarrasser. Comme le cordon, dans la position qu'occupait le corps, ne pouvait passer par dessus la tête, elle le saisit entre les dents, le rompt et, heureuse d'avoir réussi, elle jette sa montre avec force au milieu de la chambre. Un moment de calme succède. Tout-à-coup l'orage éclate dans toute sa force; son front se plisse, ses traits expriment de nouveau la souffrance, une convulsion agite tous ses membres, elle se lève droite sur son lit avec une roideur extrême, en ne prenant d'autre point d'appui que les talons, et elle retombe aussitôt en arrière dans la même position qu'auparavant : deux secondes après un éclair brille au ciel, et le calme reparaît sur la physionomie. Les mêmes convulsions se représentent toujours deux secondes avant l'éclair, et après sa disparition l'accès diminue. Elle semble momentanément soulagée lorsque ma main gauche, privée de son anneau, est placée entre l'épigastre et la région utérine, et que mon autre main se trouve dans la sienne. Elle porte celle qui reste libre sur les objets environnants. La roideur tétanique ayant diminué, elle se soulève et jette loin d'elle les oreillers en plumes sur lesquels jusqu'alors avait reposé sa tête; elle ne garde que l'oreiller de crin. Sa main se porte sur mon habit de drap, et par une expression de physionomie très-significative, elle me fait comprendre que je dois l'ôter. Il en est de même de ma chaîne en or suspendue à mon gilet. En passant sa main sur mes épaules, elle rencontre ma cravate de soie, jamais sa physionomie n'avait exprimé autant de bonheur ; elle la prend à pleines mains, s'en frotte le visage et le front; elle éprouve la même jouissance, lorsqu'après avoir touché mes cheveux qui lui ont fait mal, elle a saisi mon bonnet de velours de soie dont elle semble se faire un rempart contre les effets de l'électricité qui agit évidemment sur elle. Je lui fais entourer le corps d'un camail de soie qui me tombe sous la main; à partir de ce moment les décharges électriques continuaient dans l'air, mais elle n'avait plus de convulsions. En lui soufflant à plusieurs reprises sur le front, je lui fis ouvrir les yeux et le calme était complet. Certes, pour simuler un pareil état, il faudrait avoir des connaissances assez étendues en physique, savoir discerner les corps isolants et conducteurs de l'électricité, ce qui déjà n'est pas peu de chose, et j'ai pu m'assurer, sans qu'elle s'en doutât, que ses notions sur ce sujet étaient non-seulement fort limitées, mais presque nulles.

Le lendemain aucune trace de la crise de la veille; le traitement suit son cours. J'ajoute à ce qui se faisait déjà une douche à colonne sous laquelle on la porte assise sur une chaise; elle la reçoit sur tout le trajet de la colonne vertébrale, principalement sur les lombes et les membres inférieurs. Quand on la transporte de sa chambre au bain, si elle voit dans les corridors un malade de l'établissement ou toute autre personne, elle tombe toujours dans une syncope semblable à celle que j'ai décrite plus haut. Le même phénomène se présente lorsque, assise près de sa fenêtre, elle voit quelqu'un se promener dans le jardin.

Huit jours après la première douche, la sensibilité a reparu depuis les genoux jusqu'aux malléoles, puis graduellement est arrivée jusqu'au milieu de la face dorsale du pied. Les dernières phalanges des doigts des mains restent seules insensibles.

Telle était sa situation, lorsque des crises d'un autre ordre se présentèrent. Ce n'étaient plus de simples spasmes convulsifs sur le lit, c'étaient des cris, des convulsions violentes avec roideur cataleptique; elle descendait de son lit, se tenait droite, faisait seule quelques pas, et retombait en se roulant sur le plancher où elle restait chaque fois étendue plus d'une heure. Ces crises arrivaient toutes les semaines environ, et sitôt qu'elles étaient terminées, il y avait une augmentation de force dans les jambes et la sensibilité était plus prononcée. La menstruation parut d'une manière régulière, dura trois jours pendant lesquels le traitement fut suspendu.

Deux mois après son entrée, le 24 novembre, après s'être sentie mal à l'aise pendant toute l'après-midi, elle tomba vers cinq heures du soir dans une de ses syncopes habituelles. Au bout de dix minutes elle se leva sur son séant, les yeux fermés, le visage souriant; elle demanda son chapeau et dit qu'elle allait marcher. Effectivement elle se leva en chancelant quelque peu et se promena pendant deux heures environ que dura ce sommeil. La lucidité était assez grande; elle voyait avec facilité ce qui la concernait personnellement, elle était moins clairvoyante pour les personnes qui lui étaient étrangères. Dès les premiers pas qu'elle fit, elle ressentit dans les deux jambes jusqu'à l'extrémité des pieds une très-forte chaleur. Dans l'état ordinaire, sa voix est douce, timide, et pendant cette crise nouvelle, elle avait une brièveté, un aplomb et quelque chose d'incisif et de tranchant; son intelligence paraissait plus développée, elle traitait avec assurance et pénétration des questions qui lui étaient étrangères à l'état de veille. Sa loquacité était excessive; spontanément elle m'annonça que sa crise ne durerait que deux heures, qu'au bout de ce temps, elle perdrait de nouveau l'usage de ses jambes, que les jours suivants elle aurait d'autres crises semblables dont elle me précisa les heures, qu'elle aurait deux sortes de crises, les unes spontanées et salutaires et les autres provoquées par la peur ou l'émotion, qu'il fallait autant que possible éviter ces dernières, car au lieu de lui donner des forces, elles devaient l'affaiblir; qu'il fallait aussi, quand elle aurait une nouvelle crise, jouer devant elle du piano, en évitant la musique expressive et en choisissant de préférence les airs vifs, les airs de danse qui selon son expression, portent aux jambes, et invitent au mouvement; que quatre jours plus tard elle pourrait entendre cette musique tout éveillée; que dans trois semaines enfin elle marcherait sans être en crise, mais que ce ne serait que par gradation; que quatre jours avant cette époque elle se tiendrait debout, longtemps, sans aucun aide; que le lendemain elle pourrait, soutenue sous les bras, avancer une jambe, puis l'autre; que, le surlendemain, elle pourrait faire quelques pas en s'appuyant contre les meubles, et enfin que le jour suivant elle marcherait seule et sans aucun appui. Toutes ses prédictions se sont réalisées de point en point, et le 14 décembre elle marchait, mais ne pouvait pas encore monter ou descendre l'escalier. J'ai suivi ses recommandations pour la musique, elle s'en est très-bien trouvée, elle a dansé même une valse et un galop dans une crise qu'elle eut avant d'avoir recouvré l'usage de ses jambes; et sitôt qu'elle put, ainsi qu'elle l'avait annoncé, entendre impunément la musique sans être en somnambulisme, je la fis porter près du piano : je l'observai attentivement et je remarquai aux premières notes quelques contractions des muscles du visage, de légers spasmes à peine sensibles dans les membres, puis elle écouta avec une jouissance ineffable cette musique qui naguère encore provoquait chez elle des accidents nerveux si extraordinaires. Le pouls était à quatre-vingts pulsations. J'éprouvais autant de bonheur qu'elle à la voir si heureuse, et j'oubliai de faire cesser les sons de cette musique, qui devait, m'avait-elle dit, lui donner une crise si elle était continuée trop longtemps. Effectivement une syncope survint : deux minutes après elle se lève et marche endormie; j'examine le pouls, il marquait cent soixante pulsations; elle m'engage à faire cesser tout de suite cette crise qui, provoquée par une exaltation du système nerveux, doit l'affaiblir et retarder le jour où elle pourra marcher tout-à-fait. Elle indique à mon frère comment il peut la terminer; elle met ses pouces en opposition avec les siens, puis, après quelques minutes, elle le prie de lui faire devant le visage quatre ou cinq passes magnétiques; au bout de six passes du front à l'épigastre, les paupières convulsivement contractées s'entr'ouvrent; elle se frotte les yeux, regarde autour d'elle avec étonnement, ne se souvient plus d'abord de ce qui est arrivé, puis peu à peu l'intelligence et la mémoire s'éveillent; elle se rappelle parfaitement avoir eu une crise, mais elle ignore tout-à-fait ce qui a pu se dire ou se faire pendant toute sa durée. A l'instant même je consulte le pouls, il était de nouveau à quatre-vingts. Pendant une de ces premières crises, elle me fit quelques observations sur le traitement que je lui avais prescrit; elle me dit que la cure d'eau froide était la seule qui pût lui convenir et que, sans elle, sa paralysie eût persisté. Elle me reprocha de lui avoir fait prendre la douche sur les pieds; elle me recommanda de la faire diriger surtout vers les lombes et les cuisses seulement; elle me rappela sa douleur au pied gauche qui reparaîtrait dès qu'elle pourrait marcher, si on ne la prévenait en y faisant, au moyen d'une bande, une compression méthodique. Elle approuva le traitement suivi jusqu'alors, et prescrivit en outre des frictions sur les jambes à l'aide de gants anglais trempés dans l'eau froide. Ces frictions devaient durer huit minutes et être faites deux fois par jour dans l'intervalle des douches. Sachant l'heure où la crise suivante devait venir, nous avions soin, suivant ses recommandations, de lui faire prendre un instant auparavant soit la douche, soit toute autre opération; la crise commençait et elle se félicitait de pouvoir marcher, pour mieux favoriser, disait-elle, la réaction. Dans un de ses états de somnambulisme lucide, je lui demandai si le magnétisme, sous l'influence duquel d'autres paraplégiques avaient marché, pouvait lui convenir, et si je pourrais, moi ou mon frère, la magnétiser; elle me répondit sèchement qu'elle avait déjà trop de fluide magnétique, et qu'au lieu d'être endormie par nous, elle était plus forte que nous et nous magnétiserait plutôt tous deux. C'est dans ce moment qu'elle me pria de lui faire porter sur la peau une chemise de soie, assez longue pour descendre jusqu'au milieu des jambes. Quelques jours avant son départ, elle me témoigna, dans un de ses accès, le désir de porter de très-longs bas de soie. Tout cela fut exécuté.

Après le 14 décembre, les époques furent de nouveau très-régulières sans être précédées de douleurs; elle eut encore des accès lucides; je lui demandai ce qui devait advenir après sa cure; voici sa réponse : Je partirai dans quinze jours; le traitement aura agi comme il devait le faire; je n'aurai plus rien pour le moment à attendre de lui. Arrivée dans ma famille, l'émotion que je ressentirai me privera de nouveau de l'usage de mes jambes. Cette paralysie durera deux jours; j'aurai une crise comme celle que j'ai en ce moment et le lendemain je marcherai pour ne plus être paralysée; seulement les personnes de ma famille que je reverrai pour la première fois me procureront toutes quelque crise; je m'y habituerai, et la seconde fois je n'éprouverai rien; puis pendant un an encore, j'aurai de temps en temps quelques accès de somnambulisme semblables à celui-ci : peu à peu ils se dissiperont et tout rentrera dans l'ordre. Elle me donna des indications sur le régime à suivre. Elle ne devait manger que du veau, peu de mouton, des légumes verts et en général point de féculents et de viandes trop nutritives; le soir, du veau froid et deux tasses de thé léger. Elle devait peu dormir. En effet, depuis ce moment, quand elle passait les nuits sur son fauteuil sans dormir, elle était beaucoup plus forte le lendemain et marchait d'un pas plus assuré. Le soir du 18 décembre, elle ne put vaincre le sommeil, elle dormit une bonne partie de la nuit, et le lendemain elle était paralysée comme le premier jour. La nuit suivante, elle ne dormit pas, et le 20 décembre la paralysie avait disparu. Ce jour là, étant très-bien portante, elle rencontra sur l'escalier une jeune fille de six ans qui jouait là par hasard: sa vue lui donna un évanouissement suivi de mouvements spasmodiques; elle ne revint à elle qu'au bout d'un quart d'heure. Jusqu'alors, quoique pouvant marcher, elle ne ressentait pas l'impression des surfaces sur lesquelles son pied s'appuyait; elle ne s'en rendait pas compte, quoique la sensibilité cutanée s'étendît jusqu'à l'extrémité des pieds. Ce n'est que le 22 décembre que la marche est plus ferme, plus naturelle, qu'elle sent mieux ses pieds toucher le sol, et le 25 qu'elle parvient, après avoir hésité un ou deux jours, à monter et à descendre l'escalier.

Je n'ai pas encore parlé des antipathies que, dans cet état de crise, elle ressentait pour certaines personnes qu'elle affectionnait beaucoup et qu'elle voyait même avec plaisir lorsqu'elle était dans une situation naturelle : sa mère, entr'autres, lui faisait un effet très-pénible ; sa vue, dans ce moment, lui causait un tel étouffement qu'elle fuyait sa présence. Lorsqu'elle rencontrait dans un des corridors une personne qui lui était antipathique, elle se retournait vivement ou passait, en s'effaçant le long du mur, avec une expression de physionomie difficile à décrire : c'était de la terreur, de la souffrance et du mépris combinés ensemble.

Mlle *** a quitté Divonne le 29 décembre, après une

cure de quatorze semaines. La guérison n'est pas complète, il est vrai, puisqu'il faut encore des nuits presque sans sommeil pour conserver la possibilité de la locomotion, mais je ne doute nullement, en suivant le régime indiqué, de la disparition successive de tous ces symptômes bizarres qui ont accompagné l'affection la plus extraordinaire que j'aie jamais observée.

OBSERVATION DIX-SEPTIÈME.

N° 32. — PARAPLÉGIE HYSTÉRIQUE, *disparaissant sous l'influence du magnétisme et de l'eau froide.* — HYDROPÉRICARDITE.

Mme ***, âgée de 25 ans, tempérament lymphatique-nerveux, a été amenée à l'établissement le 9 août 1850.

Circonstances commémoratives : Je vais laisser ici parler la malade qui, dans le sommeil magnétique où on vient de la placer, donne elle-même les détails exacts qui se rapportent à l'invasion de sa maladie.

« En 1838, je fus atteinte au mois de mai d'une fièvre cérébrale avec délire pendant trois mois, et qui fut suivie d'une convalescence de quinze mois. A la suite de cette maladie, il me resta une toux fréquente et de grands maux de tête. Au mois de mai 1842, en faisant une promenade en bateau sur le lac de Zurich avec mes amies, nous tombâmes à l'eau et j'en fus retirée la dernière, évanouie et presque asphyxiée. Après cet accident, je gardai le lit pendant 9 mois, j'eus des crachements de sang, et le traitement à l'eau froide, qui me fut appliqué, fut couronné d'un plein succès. Je me mariai en octobre 1844. Au mois d'avril 1845, j'eus une forte émotion, après la chute de sangsues qu'on m'avait appliquées sur le dos où je commençais à souffrir. J'eus alors une première crise nerveuse pendant laquelle on me pratiqua une saignée. A la suite de cette dernière, le bras droit et la paupière de l'œil gauche commencent à se paralyser. Cet état dure jusqu'au mois d'octobre suivant. Au mois de mars 1846, l'estomac et la jambe gauche se paralysent, et les douleurs du dos et du cœur apparaissent pour la première fois et durent avec intensité jusqu'à la fin de septembre. On m'envoya à Bretiége où je suivis un traitement hydrothérapique depuis le mois d'août jusqu'à la fin de novembre. Une grande amélioration qui fit croire à une guérison complète apparut en décembre et janvier 1847. Au mois de février, retour de la paralysie de l'estomac. Au mois de mai, cure nouvelle à Bretiége. J'éprouve un peu de soulagement pendant les trois premières semaines. Plus tard cependant, la main et le bras droit se paralysent avec contraction nerveuse excessive. La paralysie gagne les jambes, puis la paupière gauche. On est effrayé de mon état et on ne veut plus me garder à Bretiége. De retour dans ma famille, j'eus des crises presque continuelles pendant lesquelles je perdais connaissance, quelquefois durant 18 jours consécutifs. Cet état était accompagné de roideur cataleptique dans les membres. Au mois de septembre les deux paupières se paralysent, puis en novembre le bras et la main gauche, à l'exception du pouce et de l'index. A la fin de novembre, les deux mâchoires se resserrent. Depuis ce moment jusqu'au milieu de mars, on est obligé de me les desserrer de force à l'aide d'instruments, pour pouvoir introduire une sonde dans l'estomac, et par ce moyen me donner à boire du lait (seul aliment que je puisse supporter) et de l'eau. Dans cet intervalle, malgré tous les moyens violents employés, quelquefois on ne pouvait pas absolument desserrer les mâchoires. On voulait même à ce propos me couper les dents incisives pour permettre l'introduction des boissons alimentaires. Alors, presque tous les dix ou quinze jours, on me pratiquait une saignée. Bientôt on ne mit plus pour cette opération que deux jours d'intervalle. Au milieu de mars, serrement du gosier, on ne peut plus passer la sonde; je reste quinze jours sans boire ni manger; j'étais tellement épuisée qu'on n'osait plus me saigner. On m'appliqua sans résultat la botte de Junod, ainsi qu'un cautère actuel au marteau sur le cou. Le chloroforme lui-même ne produisit aucun effet. Enfin, au bout de quinze jours on parvient à me faire ouvrir la bouche. J'oubliais de vous dire que, depuis mon retour de Bretiége, le médecin qui me soignait m'avait soumise, en désespoir de cause, à des passes magnétiques qui n'amenaient pas le sommeil, mais qui me calmaient sans qu'il pût s'en rendre bien compte et qui permettaient d'entr'ouvrir les mâchoires, en les desserrant légèrement. Depuis lors le magnétisme a été continué. On put donc me faire avaler une cuillerée à soupe de lait. Après ces premières passes magnétiques, ma mâchoire se referme pendant quinze jours; nouvelle saignée, après laquelle ma mâchoire s'ouvre spontanément; je me rappelle alors avoir mangé des choux-fleurs avec beaucoup de plaisir. Une demi-heure après, nouveau resserrement de la mâchoire pendant douze jours; nouvelle saignée, qui produit la même détente; la mâchoire est de nouveau resserrée pendant vingt-un jours. Dans tout cet intervalle, je ne pris aucune nourriture. Le délire vint compliquer mon état. En mai 1848, application régulière du magnétisme.

» Au bout de huit jours, l'œil droit s'ouvre. Le dixième jour, les passes magnétiques sur la mâchoire la desserrent. L'haleine du magnétiseur à l'extérieur et à l'intérieur dilate le gosier. On me magnétise chaque jour pour pouvoir me faire ouvrir la mâchoire et me faire manger; au bout de trois semaines, je puis remuer tous les doigts de la main gauche; deux jours après, le bras gauche; au commencement de juillet 1848, le bras droit; quelques jours après, l'œil gauche; à la fin de juillet je commence à marcher; les douleurs du dos se calment, je puis manger sans être magnétisée; ce fut alors que mes jambes, mes mains et mon estomac commencèrent à enfler. Depuis ce moment jusqu'au mois de novembre, l'amélioration augmente; magnétisme, dix heures par jour. En novembre, départ pour Nice avec la personne qui me magnétise. Le changement d'air et le voyage sur mer me font du bien. A Nice, continuation du magnétisme; amélioration étonnante jusqu'au mois de mars 1849; la mâchoire se resserre alors pendant dix jours. Quand elle est desserrée, le bras droit est paralysé pendant dix jours. Je commence à prendre des bains de mer. Les huit premiers promettent un bon résultat; le dixième amène de grandes taches bleues sur le visage; le onzième, un violent regorgement de sang; le douzième, une crise avec roideur cataleptique pendant 48 heures. On suspend les bains. Les douleurs au dos reparaissent plus violentes que jamais. A la fin d'août, je suis beaucoup mieux. Nous quittons Nice au mois de juin. Le 12 juin, je rentre dans ma famille et on cesse le magnétisme. Au bout de vingt jours, les douleurs du dos reviennent excessives; la mâchoire est resserrée de nouveau pendant cinq jours. Mon médecin, que j'ai fait appeler à mon retour, recommence le magnétisme. Les jambes se paralysent pendant quinze jours; puis enfin, l'estomac reste dans cet état jusqu'à la fin d'avril 1850. Le 1er février, la mâchoire se resserre de nouveau pendant trois mois. Pendant ce temps, j'avais rarement des crises dans la journée, mais la nuit j'en avais successivement jusqu'à vingt. Souffrances aiguës dans tout le corps, surtout dans le dos et le cœur; étourdissements continuels au moindre mouvement; ne pouvant absolument pas rester couchée, parce que le moindre attouchement me causait d'horribles douleurs, on essaya de me placer sur une vingtaine de vessies remplies d'air. Ce moyen même a échoué, et le dos était toujours tellement douloureux, que pendant longtemps on était obligé de me soutenir les épaules au-dessus du lit pour éviter tout contact, et que le simple fait même qu'on portait les yeux sur mon dos me faisait crier.

» Au mois de mai 1850, suspension du magnétisme à la suite de l'apparition d'une fièvre cérébrale avec délire qui dure jusqu'à la fin de mai; six jours après cette suspension, les deux jambes se paralysent; j'eus alors une toux violente, un crachement de sang continuel, dix à douze syncopes par matinée, avec roideur cataleptique. Le mal empire jusqu'à la fin de juillet. On était généralement convaincu que j'avais une maladie de poitrine; mon médecin seul ne le pensait pas. Au mois d'août, je suis un peu mieux; le 9 je pars pour Divonne. Il est important de noter que je n'ai pas dormi un seul instant depuis le commencement de ma maladie. »

État de la malade : Constitution épuisée par de longues souffrances, peau blanche, mate, taille élevée, cheveux blonds, œdème général plus prononcé vers les extrémités. La température de la bouche marque 33° centigrades; celle prise sous les aiselles est de 29 à 30, et celle prise sous les régions poplitées est de 14 à 15. La paraplégie est complète; elle ne peut, même dans la position horizontale, déplacer ses jambes et leur faire faire le moindre mouvement; la sensibilité des membres inférieurs est entièrement abolie à partir du bassin.

Traitement: Le mardi 13, on la porte sous la douche à

colonne que je fais diriger sur le dos et les jambes; continuation pendant sept jours. Le 20, crise nerveuse avant de prendre la douche; on la transporte immédiatement dans son lit; cette crise se manifeste comme les précédentes par les caractères suivants: face contractée, grippée, bouche tordue irrégulièrement, yeux fermés et le globe renversé, pâleur mate du visage qui offre l'apparence de la cire blanche, le cou fortement tendu et gonflé, roideur cataleptique excessive de tout le corps. La malade reste dans la position où on la place; froid général, pouls assez naturel à 80, fortes palpitations, respiration pénible et oppression, quelquefois arrêt de la respiration pendant un moment, estomac gonflé, les côtes soulevées spasmodiquement à la base du thorax; l'épigastre et l'abdomen, démesurément gonflés, sont durs et résistants. Pour calmer cet état, je lui administrai sans succès quelques cuillerées d'une solution d'un sel de morphine que son médecin avait l'habitude de lui donner comme réussissant le mieux à la calmer et dont elle avait déjà fait un abus excessif, ainsi que de tous les narcotiques qu'on pouvait imaginer. Ce moyen échoue. Sa belle-sœur, qui était présente, nous dit que dans ses crises on parvenait toujours à lui rendre le calme en la magnétisant. Je m'approche d'elle et je veux lui appliquer ma main sur l'épigastre: ses douleurs paraissent plus vives, les contorsions du visage augmentent. Mon frère, le docteur Alphonse Vidart, me remplace; il lui prend la main; au bout de quelques minutes, le calme renaît et la roideur cataleptique disparaît. La malade, entraînée par l'affinité magnétique qui semble par hasard exister entre elle et mon frère, cherche instinctivement à placer ses pouces de manière à ce que l'extrémité des doigts de mon frère corresponde avec les siens; la pulpe des pouces se trouve en contact et en opposition. Au bout de quelques minutes, elle s'endort pendant une heure et demie; pendant ce sommeil elle est très-clairvoyante: elle indique elle-même ce qu'il faut faire pour la réveiller: ce sont des passes en sens inverse de celles qu'on emploie ordinairement pour provoquer le sommeil, pratiquées transversalement d'abord sur tout le corps en remontant de bas en haut, puis sur chaque bras en particulier. Au bout de 20 à 25 minutes que durent ces passes, elle ouvre les yeux, l'œil gauche toujours quelques minutes après le droit, et revient complètement à elle en demandant naïvement si elle ne venait pas d'avoir une crise. Le lendemain 21, elle est de nouveau soumise au magnétisme; à peine fut-elle endormie, qu'appliquant les extrémités des doigts contre les siens (ce qui ne demanda pas plus d'une minute), nous la questionnâmes sur son état. Elle nous dit qu'elle voyait très-bien; que si on n'avait pas discontinué le magnétisme au mois de mai 1850, elle ne serait pas actuellement paralysée; que le traitement par l'eau froide lui sera très-salutaire, mais qu'il ne produira rien ou peu de chose si elle ne peut marcher et faire ses réactions après sa douche ou son grand bain; qu'en conséquence il fallait trois fois chaque jour la magnétiser: à dix heures moins un quart du matin, à quatre heures et demie du soir, et à dix heures du soir; le matin pour prendre une piscine, l'après-midi une douche à colonne, et le soir pour lui procurer le seul sommeil dont elle puisse jouir. Elle déclare en outre qu'il fallait pour l'endormir la simple application des pouces de mon frère contre la pulpe des siens pendant trois quarts d'heure, au bout desquels il fallait faire sur les deux jambes et de haut en bas un certain nombre de passes dont elle indiquerait elle-même le nombre, à l'effet d'amener le calorique suffisant; qu'immédiatement après la paralysie aurait disparu, qu'elle pourrait se lever, s'habiller, aller elle-même au bain, faire les opérations nécessaires, marcher une demi-heure, revenir se coucher, et que là seulement on la réveillerait; que pour la réveiller il n'était plus nécessaire de faire des passes en sens inverse comme la première fois, parce qu'elle s'apercevait que cela fatiguait beaucoup trop mon frère, et qu'il ne serait besoin que du souffle froid du magnétiseur dirigé avec une certaine force sur la face, les yeux et principalement sur le front, pendant environ dix minutes. Elle termina en nous certifiant que si toutes ces indications étaient remplies scrupuleusement pendant sept semaines consécutives, le cinquantième jour sa paralysie aurait disparu et elle marcherait étant éveillée. Nous la réveillâmes par le moyen qu'elle avait indiqué, nous promettant bien de suivre ponctuellement toutes les prescriptions qu'elle avait tracées. Cette malade, comme celle qui fait le sujet de l'observation précédente, avait ses antipathies; certaines personnes qu'elle affectionnait vivement dans l'état de veille et qui lui étaient très-chères, lui causaient les plus horribles souffrances, quand, placée sous l'influence magnétique, elle les rencontrait sur son passage. Dans ce cas, elle ne les voyait ni ne les entendait, elle les sentait seulement. J'étais moi-même du nombre de ces non-privilégiés et j'ai pu m'assurer, par un sentiment de curiosité et d'investigation qu'on me pardonnera sans doute, que les douleurs causées par ma présence étaient très-réelles; plusieurs fois, dans des circonstances et des conditions que j'avais pour ainsi dire préparées et calculées, je me suis approché d'elle par derrière sans qu'elle pût me voir. Elle causait sur un banc du jardin pendant son sommeil magnétique avec une ou deux personnes qui lui étaient sympathiques; ses yeux étaient complètement fermés; elle me tournait le dos; malgré cela elle ressentait toujours mon influence contraire quand j'étais encore à vingt pas d'elle; ses traits étaient crispés, et, tournant son visage de mon côté, elle m'apostropha un jour en me disant que j'avais tort de jouer ainsi avec les douleurs que je luis causais.

Le 22, les deux mâchoires se resserrent comme autrefois. On la plonge alors dans le sommeil magnétique pour lui faire ouvrir les mâchoires et la faire manger; suivant sa prescription, on lui fait des passes avec les pouces réunis sur la ligne médiane de la lèvre supérieure, sans toucher la peau, en les écartant l'un de l'autre et en les portant de dedans en dehors jusques et au-delà de l'occiput. Une fois le nombre de passes fixé par elle atteint, elle fait appliquer l'extrémité des doigts de chaque main réunis sous et derrière le lobule de l'oreille, au lieu même où s'articule le maxillaire inférieur avec le temporal. Au bout de huit à dix minutes environ, ses lèvres s'ouvrent, ses dents se desserrent peu à peu, et, après des efforts réitérés, la mâchoire inférieure s'abaisse assez pour permettre l'introduction d'un morceau de croûte de pain taillé préalablement par elle en forme de pierre à fusil. Tout le temps que les doigts restent appliqués, elle avale ainsi un morceau de croûte de pain de la grosseur d'un œuf. Une fois son repas terminé, on reprend le contact des pouces jusqu'au moment où la malade doit prendre son bain.

Le premier jour où sa mâchoire se desserra sous l'influence de ces moyens, elle annonça qu'au bout de huit jours ce resserrement disparaîtrait et qu'elle mangerait sans ce secours. Effectivement, le 30, la mâchoire s'ouvre spontanément. Dans le courant des sept semaines dont nous attendions le terme avec impatience, le traitement indiqué fut poursuivi. Indépendamment des syncopes cataleptiques qui se renouvelaient jusqu'à vingt-cinq fois chaque nuit et dont la plus forte durait une demi-heure environ, elle eut trois crises plus fortes dont la plus violente, et qui selon elle devait être la dernière, dura soixante heures. Elle avait annoncé durant son sommeil, le mercredi 9 octobre, que cette crise commencerait le dimanche 13, à 9 heures du soir, qu'elle durerait 60 heures et qu'il fallait, sans chercher à la calmer, lui laisser suivre son cours. Elle vint à l'heure indiquée et se termina le mercredi 16, à 9 heures du matin. Il est bien entendu qu'après son réveil la malade n'a aucun souvenir de ce qui s'est passé dans son sommeil magnétique ou dans ses crises spontanées, et que nous nous gardons bien de lui faire part des prédictions qu'elle a pu faire. Voici les phénomènes principaux qu'a présentés cette crise :

Ce jour-là, mon frère est obligé de s'absenter; je reste donc seul près d'elle, et, sans lui parler de la crise, j'attends et j'observe. A huit heures du soir, elle a de violentes palpitations, elle est oppressée, elle étouffe. J'ouvre les fenêtres: la face pâlit, elle s'agite dans son lit, le pouls est à 90, et à huit heures et demie le globe de l'œil gauche se renverse; des mouvements convulsifs agitent ses membres, elle les étend outre mesure comme dans les pandiculations; le pouls est à 100, les battements du cœur sont tumultueux; il y a voussure de la région précordiale, de l'épigastre; le ventre est énorme, dur et tendu, le cou démesurément gonflé, les muscles de cette région énergiquement contractés; elle a un mouvement de déglutition bruyant, continuel. A neuf heures, les yeux se ferment, l'agitation continue; le pouls est à 120, les traits du visage se contractent; il y a trismus et contorsion des lèvres. Je ne puis qu'avec beaucoup de peine soulever les paupières qui me laissent cependant voir le globe de l'œil convulsivement porté vers le haut de l'orbite; c'est à peine si j'entrevois le bord inférieur de la cornée. A neuf heures et quart, elle est en apparence plus calme; le corps est immobile, courbé en arc comme dans l'opisthotonos; l'insensibilité est générale et complète; perte de connaissance absolue; le visage est terne; les extrémités sont glacées; on la croirait privée de vie si la respiration n'était pas râlante et le pouls à 120 pulsations. Elle reste dans le même état jusqu'au lendemain soir, moment auquel les phénomènes déjà décrits redoublent d'intensité; l'agitation est plus grande; quelques noms de personnes qui lui sont chères s'échappent presque inintelligibles de ses lèvres. Le pouls est toujours à 120, petit et serré. Effrayé de cet état, mon frère passe la plus grande partie de la journée du mardi à faire des passes qui n'amènent aucune espèce de soulagement. Elle pousse des cris plaintifs. Le mercredi matin, même état jusqu'à neuf heures moins dix minutes; dans ce moment, les plaintes sont plus fréquentes; elle pousse des sanglots convulsifs; puis la détente se fait tout-à-coup à neuf heures précises; la chaleur reparaît, le pouls tombe aussitôt à 80; elle reprend connaissance et conserve toute la journée beaucoup de faiblesse et de fatigue. Elle était restée plus de soixante heures sans manger et se croyait au lundi matin.

Rien de remarquable jusqu'au 21 octobre, époque à laquelle elle peut faire quelques pas à l'aide d'un appui. Elle s'essaie à marcher comme un enfant. Le 26 octobre, elle marche seule, mais ne peut descendre ni monter l'escalier. La santé générale est satisfaisante, mais les palpitations persistent. Bien qu'il y ait 64 jours du 21 août au 24 octobre, le magnétisme n'a été employé que pendant quarante-neuf jours, et c'est juste le cinquantième qu'elle a commencé à marcher, ainsi qu'elle l'avait prédit. Quand elle put faire les premiers pas, elle n'en avait pas la conscience. Les mouvements des jambes se faisaient sans que la sensibilité y fût revenue.

Depuis le 26 octobre, elle alla tous les jours prendre une douche étant éveillée et une piscine étant magnétisée, parce que, d'après une recommandation qu'elle avait faite elle-même, le froid de l'eau, enveloppant uniformément le corps dans toutes ses parties, aurait été nuisible à son affection du cœur si elle eût pris le grand bain à l'état de veille. Effectivement, j'ai appris que lors de ses deux séjours à Bretiége on était obligé, quand elle prenait un grand bain, de lui appliquer un morceau de sparadrap sur la région du cœur. Elle ne pouvait supporter le bain qu'avec cette précaution, qu'elle fut même obligée de prendre aussi à Divonne pendant les premiers jours de sa cure.

Dès le 12 novembre, la sensibilité reparaît graduellement et persiste. Déjà la température de la région poplitée était depuis quelque temps en harmonie avec celle du reste du corps; et souvent elle ressentait, disait-elle, des bouffées de chaleur jusqu'à l'extrémité des pieds; mais la température de ces derniers, quoique augmentée, n'était encore qu'à 20 ou 22°. Ce ne fut que vers la fin de novembre que la chaleur fut uniforme. Le 3 décembre, elle éprouve de la peine à digérer. Cette difficulté augmente jusqu'au 9, où la paralysie envahit l'estomac. D'après les prescriptions qu'elle avait faites pendant le sommeil magnétique, elle suit un régime particulier, savoir: viandes blanches, veau et poisson, riz au lait ou au beurre, pâtes, fruits cuits, pain rassis, lait coupé avec de l'eau, et de l'eau pour boisson. Cette paralysie de l'estomac, après avoir augmenté, doit se dissipêr, a-t-elle dit dans son sommeil, à la fin de janvier.

Du 9 au 24, vomissement de tous les aliments ingérés, excepté du déjeuner qui se compose de lait et d'eau. Depuis plusieurs jours elle a des crachements de sang. Le magnétisme continue deux fois par jour, une séance le matin et une le soir pour lui donner le sommeil. Nous ferons observer que, pendant tout le cours du traitement, la menstruation n'a présenté aucune irrégularité, et que cependant il était nécessaire de suspendre les bains, mais non le magnétisme qui prévenait ou amoindrissait les syncopes cataleptiques qui apparaissaient plus nombreuses et plus violentes, dans ce moment critique. D'un autre côté, la constipation était opiniâtre, elle restait quelquefois neuf ou dix jours sans aller du ventre, et encore les selles étaient-elles dures, douloureuses et peu abondantes; comme elle n'avait jamais pu prendre par la bouche ni en lavement le plus léger laxatif sans éprouver une crise violente, j'étais encore obligé de vaincre sa répugance pour lui faire prendre quelques lavements huileux.

Pendant le sommeil magnétique qui fut communiqué à cette malade, elle nous présenta tous les effets ordinairement produits par le magnétisme, et de plus une clairvoyance extraordinaire dont nous avons été souvent à même de vérifier l'exactitude, et que nous croyons inutile de relater ici, désirant ne nous appesantir que sur les faits qui ont rapport à la médecine. Le contact des métaux lui causait de vives douleurs; quand on voulait l'endormir du sommeil magnétique, et pour que l'opération se fît promptement et sans peine, il était absolument nécessaire d'ôter de ses doigts ou de ceux du magnétiseur les bagues ou les anneaux en or qui s'y trouvaient.

Mme *** restera tout l'hiver et même une partie du printemps à Divonne, où elle continuera son traitement, pour consolider l'amélioration acquise et peut-être, qui sait? obtenir une guérison radicale. Dans mon compte-rendu de l'année qui va s'écouler, je mettrai mes confrères au courant des circonstances qui, depuis le premier janvier, se seront présentées, et qui pourront offrir quelque intérêt au point de vue pathologique.

Après avoir publié le travail consciencieux que je présente aujourd'hui à mes confrères, et qui est le résultat d'une minutieuse observation, je ne désirerais nullement être confondu avec ceux qui prétendent faire du magnétisme une doctrine toute médicale ; je voudrais seulement que des faits réels ne fussent pas niés, parce que la physiologie, dans l'état actuel de la science, ne les explique pas,—que le magnétisme, soumis exclusivement à l'examen d'hommes sérieux et graves, prît parmi la science anthropologique le rang qu'il mérite, et qu'on vît alors tomber les préventions devant la vérité (1).

OBSERVATION DIX-HUITIÈME.

N° 33. — PARAPLÉGIE,

Survenue chez une hystérique à la suite de passes magnétiques, pratiquées par une autre hystérique, atteinte aussi de paraplégie.

Mlle ***, âgée de dix-neuf ans, est entrée à l'établissement le 10 août 1850, dans le but de se guérir d'accès hys-

(1) Depuis 1784, le magnétisme a continué à se répandre; bien des hommes l'ont professé et pratiqué, chacun à sa manière. Tantôt ce fut avec cette gravité qui convient à tout ce qui est noble et sérieux ; d'autres fois, ce fut avec la légèreté de l'ignorance et le dévergondage même de l'immoralité. Toutes les classes de la société ont appris ainsi ce qu'était le magnétisme et ce qu'il pouvait être ; on vit, dès-lors, le bien naître à côté du mal, l'homme savant et consciencieux confondu avec l'ignorant, l'impie et le charlatan : cet état de choses existe aujourd'hui. — *Physiologie, médecine et métaphysique du Magnétisme*, par le Dr Charpignon, 1848.

tériques qui, jusqu'alors, avaient été traités sans succès. Les premières atteintes de cette cruelle affection se manifestèrent trois mois avant son arrivée, et furent provoquées, selon toute apparence, par une inclination contrariée; ces accès quelquefois n'étaient caractérisés que par un subit et profond coma avec quelques spasmes généraux, pendant lesquels il y avait coloration plus vive de la face et accélération du pouls; les extrémités étaient toujours froides. D'autres fois, les symptômes étaient beaucoup plus graves, et apparaissaient ainsi suivant l'ordre dans lequel je les décris: face injectée et légèrement bouffie, pouls petit, fréquent et concentré, vue trouble, démarche incertaine, peu assurée, chute sur un fauteuil ou sur le lit; paupières demi-closes et agitées d'un mouvement spasmodique continu, globe de l'œil constamment renversé et porté en haut de l'orbite, roideur générale cataleptique; tantôt des cris perçants, le plus souvent des plaintes prolongées et presque toujours accompagnées d'un tremblement convulsif des mâchoires, tellement rapide que le bruit qu'occasionnaient les arcades dentaires en frappant l'une contre l'autre se faisait entendre sans laisser d'intervalle entre les chocs successifs; douleur vive, ordinairement à l'épigastre, quelquefois vis-à-vis la région utérine, palpitations: il arrive parfois que, du lit, la malade tombe et se roule sur le plancher. Dans le milieu et à la fin de ces crises, les membres sont glacés et le visage prend une teinte violacée; elle se lève, tantôt courbe son corps de manière à ce qu'il ne soit soutenu que sur un poignet et sur un pied, tantôt elle monte avec une agilité surprenante sur un des panneaux du lit, se soulève en ne prenant un point d'appui que sur un orteil, s'accroche avec les mains au mur, au plafond; au bout de cinq minutes, pendant lesquelles elle conserve cette position, elle s'affaisse sur elle-même, la détente est momentanée, et elle est reçue, soit sur le lit, soit dans les bras des personnes qui sont préposées à sa garde; quelques instants après, elle reprend une position nouvelle et aussi étrange, puis un calme succède, et ainsi de suite. Quelques-uns de ces accès durent une heure, quelquefois deux; souvent ils se renouvellent si fréquemment, qu'elle a, pendant vingt-quatre heures, une heure environ de répit. Quand le calme s'est décidément montré, cette malade n'est pas aussi épuisée de fatigue qu'on aurait pu le supposer au premier abord; elle peut se lever et se promener, sans que sa démarche rappelle l'affreux état dans lequel elle se trouvait naguère.

Dans les premiers temps de sa maladie, et avant l'apparition des crises, elle eut de violentes palpitations, et une disposition à l'œdème des extrémités; elle se plaignit aussi de douleurs vagues, erratiques, peu caractérisées, qui pouvaient déjà, à cette époque, indiquer un commencement de trouble général dans la circulation, et un état anormal du sang, qui tendait à s'extravaser dans le tissu cellulaire et à produire une disposition à l'anasarque. Ce trouble de la circulation avait aussi commencé à cette époque à réagir sur le système nerveux, qui devenait susceptible et irritable; la menstruation était irrégulière, incomplète, douloureuse, et peu abondante; elle se montrait toutes les trois semaines, et même parfois tous les quinze jours. Les époques furent bientôt suivies de crises plus ou moins violentes, qui consistaient d'abord en convulsions, alternativement cloniques et toniques, affectant surtout la forme de l'opisthotonos, quelquefois de l'emprosthotonos, et d'autrefois du pleurototonos: le volume du ventre était par moment très-considérable, surtout quelques jours avant et pendant les époques, ce qui tenait, probablement à une turgescence de l'utérus et de ses annexes.

Malgré toutes les apparences de la santé la plus robuste, malgré le coloris du visage et une sanguification abondante, le sang fourni par les règles était pauvre en fibrine, décoloré et offrait tout le caractère de celui des chlorotiques. Cette animation n'était donc pas naturelle. D'un autre côté, les palpitations étaient fréquentes; un commencement de bruit de souffle aux carotides, l'œdème des extrémités et la bouffissure de la face, faisaient supposer l'existence d'une certaine variété de la chlorose, indiquée par les auteurs sous le nom de *Chlorosis fortiorum*, qui est compatible avec la coloration vive du visage et des lèvres, et l'apparence d'une forte et vigoureuse constitution.

Pour combattre la gravité de ces symptômes, cette jeune malade fut soumise pendant quelque temps aux préparations ferrugineuses et aux antispasmodiques; les accès avaient diminué d'intensité et de fréquence; la moindre émotion cependant, ou la moindre contrariété les rappelait aussitôt. Sa famille et son médecin se déterminèrent à l'envoyer à Divonne, pour lui faire suivre le traitement hydrothérapique.

État de la malade : Tempérament nerveux et très-sanguin, bouffissure et coloration du visage avec vergetures; col court, tête portée en arrière, semblant chercher un point d'appui sur les épaules qui sont un peu prononcées; paupières longues, voilant à demi le regard, cheveux châtains, parole traînante, verbe haut, démarche lourde, mouvements brusques et épais, ne rappelant aucunement la souplesse et la grâce des personnes de son sexe; la physionomie, toujours souriante, traduit une extrême bonté; le caractère n'est pas irritable comme dans les premiers jours de la maladie, au contraire il y a soumission, docilité et grande bienveillance. Le voyage que cette malade vient de faire pour arriver à Divonne, l'a fatiguée; aussi, à peine dans l'établissement, tombe-t-elle dans un profond coma sans convulsions, d'où elle sort au bout d'une heure; depuis longtemps, elle a peu d'appétit, la constipation est quelquefois opiniâtre, et elle n'a pas eu de grandes crises depuis dix jours.

Traitement : Pendant les huit premiers jours, impossibilité de commencer le traitement : elle a, presque sans interruption, des crises comme la première que j'ai décrite; ce n'est que le neuvième jour qu'un instant de répit me permet de commencer les frictions avec le drap mouillé.

Le 20, même traitement, deux demi-bains à 18°.

Les crises semblent moins sérieuses, mais elles ont encore lieu chaque soir. Le 25, même traitement; un peu de céphalalgie, la peau est sèche et chaude, la constipation persiste, les crises prennent de nouveau un caractère plus grave.

Quand elle est en crise, on cherche vainement ce qu'on pourrait faire pour la calmer : aussi, il m'arrivait souvent de lui prendre les mains, ou de poser une des miennes sur la région épigastrique, et sans savoir ni pourquoi ni comment j'agissais, je diminuais l'intensité de la crise; j'arrêtais surtout cette vibration de la mâchoire, en comprimant entre le pouce et l'index, de la même main et en même temps, les nerfs dentaires inférieurs de chaque côté. Quand je conservais ma bague au doigt annulaire, elle n'obtenait aucun soulagement. Toutes ces indications vagues qui me rappelaient ce que nous avions obtenu avec la malade de l'observation 17e, puis, d'un autre côté, le vif désir de diminuer la durée et l'énergie de la crise, me déterminèrent, sans y attacher grande importance, à lui prendre les pouces et à lui faire quelques passes sur la tête et l'épigastre. Je réussissais toujours ainsi à la soulager.

Du 25 au 10 septembre, ceinture mouillée, étuve humide, bain partiel à 12°; au bout d'une heure et demie, elle transpire abondamment, et une détente générale survient. Le 10 septembre, je remplace le bain partiel par la grande piscine à 6° 1/2 centigrades; elle est très-bien supportée; la ceinture mouillée a rétabli les fonctions du ventre; elle boit huit verres d'eau par jour. Les époques ont paru le 1er septembre et ont été précédées et accompagnées de crises nerveuses, semblables aux premières. Après ce retour des règles, les crises commencent à devenir plus rares et moins longues.

Du 10 au 30 septembre, elle n'a eu que deux accès qui ont chacun duré dix minutes; le soir, elle se plaint seulement d'un peu de pesanteur à la tête; au lieu de paraître comme auparavant au bout de 15 jours ou 3 semaines, l'écoulement menstruel n'a pas encore paru au bout d'un mois : la circulation générale est cependant mieux harmonisée, la chaleur des extrémités est égale à celle du corps, et pourtant il y a un raptus sanguin très-manifeste vers la tête; les palpitations sont devenues très-rares, il n'y a pas de gonflement du ventre, et l'œdème a disparu depuis longtemps.

J'employai avec persévérance, en la dirigeant vers le bassin, toute la puissance dérivative dont mes appareils sont susceptibles. Je soulageai momentanément; mais bientôt toutes les apparences de la congestion se montrent de nouveau vers la tête : rougeur de la face, yeux brillants, injectés, douleur au sinciput, lourdeur plus grande et dans le langage et dans la marche. Je ne m'étonnais pas encore cependant du retard de la menstruation, car après tout, il n'y avait qu'un mois d'écoulé, lorsqu'à mon insu, cette malade, qui avait pris goût aux passes magnétiques depuis qu'elles lui avaient donné du soulagement, se laissa magnétiser par la malade paraplégique que l'on mettait chaque jour en somnambulisme, et avec laquelle elle était en relation amicale. Depuis trois jours ces tentatives avaient lieu, et comme je viens de le dire, sans que j'en fusse prévenu. L'intention de cette dame était toute bienveillante ; elle n'agissait évidemment que d'après l'instigation de Mlle. *** qui n'y était poussée elle-même que par un de ces enfantillages, un de ces caprices, un de ces besoins d'imitation si fréquents chez les hystériques.

D'après ce qui m'a été ensuite rapporté, les passes magnétiques n'auraient pas amené le sommeil, mais seulement l'assoupissement. Aussitôt averti, je fis cesser ces manœuvres qui, instinctivement, me paraissaient non-seulement funestes aux deux malades, mais qui auraient pu laisser supposer aussi que j'autorisais dans mon établissement des pratiques que je n'admettais moi-même qu'avec une extrême réserve et la gravité que nécessite une observation toute médicale.

Le lendemain, 3 octobre, turgescence de la face, avec injection et bouffissure, violente douleur de tête, respiration gênée, oppressée : je lui fais garder le lit, et je lui parle d'une application de sangsues à la vulve ; elle repousse cette proposition. Cependant il faut agir, et j'applique sur la face interne des jambes deux sinapismes pour rappeler sur les extrémités le sang et la chaleur.

Le 4, même état ; les règles ne paraissent pas, les sinapismes sont très-douloureux, mais la tête est toujours congestionnée ; je parle avec autorité, et j'ordonne l'application immédiate de 12 sangsues à la vulve ; le 5 la menstruation s'établit, la tête se dégage, les sinapismes qui ont soulevé l'épiderme ne font presque plus mal, le coma a cessé, les facultés s'éveillent.

Le 6, elle n'éprouve aucune douleur quand on touche la place qu'occupaient les sinapismes; cela m'étonne, car l'épiderme est enlevé, et la plaie est d'un rouge vif; je pince la peau des jambes, des cuisses, la malade ne sent rien; je veux la faire lever, il lui est même impossible de déplacer ses jambes; j'examine leur température, la gauche est moins froide que la droite; cette dernière, à la région poplitée, donne 16° centigrades, quand sous le creux de l'aisselle je constate 29° centigrades. Il y a paraplégie complète, avec perte de sensibilité et de chaleur.

La menstruation a duré quatre jours; la couleur du derme mis à nu par les sinapismes, est blafarde; l'insensibilité et la température n'ont reçu aucune modification; la malade est assise dans son lit, où elle travaille et se préoccupe beaucoup de l'état de ses jambes; du reste la santé générale est parfaite.

La circonstance était fort embarrassante, et le cas extrêmement curieux. En compulsant les auteurs, j'avais bien lu autrefois que, dans certains cas d'hystérie très-prononcée, les malades étaient disposées à présenter par imitation quelques symptômes bizarres qu'offraient d'autres hystériques, mais je ne pouvais penser que cette imitation pût aller jusqu'à produire, non-seulement l'insensibilité des jambes, mais une paraplégie complète et un abaissement très-notable de la température dans les extrêmités paralysées.

Ces symptômes si graves étaient-ils dus à une influence hystérique par imitation, ou avaient-ils été provoqués par la transmission du fluide magnétique, comme l'a observé M. le docteur Charpignon, dans le nouvel ouvrage qu'il vient de publier sur cette matière (1)? La question est trop em-

(1) La plupart des somnambules ressentent les douleurs des personnes avec lesquelles on les met en rapport. Cette sensation est fugitive et ne

barrassante pour que je la résolve, et je ne suis pas encore assez éclairé sur la valeur et la puissance de ce mystérieux agent, pour lui attribuer sa part d'action dans le fait que je signale; je livre donc ce dernier au jugement de tous mes confrères, en leur faisant toutefois observer que je n'ai pu dans ce cas particulier, pas plus que dans les autres qui précèdent, être victime d'une supercherie, quelque bien jouée qu'elle fût, ainsi que cela arrive *malheureusement trop souvent*, attendu que j'ai moi-même constaté l'abaissement considérable de la température des membres, et que je ne sache pas qu'on puisse en aucune façon l'imiter.

D'ailleurs, comme je ne plaide pas ici la cause du magnétisme, et que je me borne à relater avec la plus grande impartialité ce que j'ai fait et ce que j'ai vu, je n'aurai pas à répondre aux imputations mal fondées que des esprits prévenus pourraient diriger contre moi.

Le 9, même état; les règles ont disparu depuis la veille au soir, la température des jambes n'a pas cessé d'être à 16°, la jambe droite est toujours un peu plus froide que la gauche, et toutes deux présentent une roideur cataleptique telle, qu'il semble plus facile de les briser que de les faire fléchir: je ne savais pendant combien de temps durerait cet état bizarre et inattendu, et cependant il était nécessaire de

laisse pas de traces au réveil, si l'on a soin de bien rompre le rapport. Si c'est le magnétiseur qui souffre, la sensation est des plus vives et elle persiste souvent au réveil. Si l'on continue plusieurs jours à magnétiser dans cette disposition maladive, on inocule à ces somnambules impressionnables la même maladie. On doit donc être très-réservé sur ce point, et étendre la prudence jusqu'aux affections de l'âme, car on ne saurait croire combien est terrible l'influence d'un esprit agité sur certains somnambules. — *Physiologie du Magnétisme et du Somnambulisme*, par M. le Dr Charpignon, page 72, 1848. — Germer-Baillière.

continuer la cure, dans la crainte de voir les crises reparaître de nouveau avec la même intensité ; j'avoue que j'étais fort embarrassé, lorsqu'il me vint à la pensée que, puisque j'avais réussi à calmer les convulsions par l'application de ma main sur l'épigastre, je pourrais peut-être, par le contact des pouces et quelques passes sur le visage, la plonger dans le sommeil magnétique, et lui permettre de prendre la douche et la grande piscine, en lui rendant momentanément par ce moyen l'usage de ses jambes, comme cela était arrivé, du reste, pour la paraplégique qui l'avait magnétisée.

Sans prévenir personne de mon intention, et tout en causant avec elle, près de son lit, je lui prends les mains, et je place mes pouces et mes doigts en opposition avec les siens, comme l'indique Deleuze dans son *Instruction pratique sur le Magnétisme :* les mains de la malade sont froides; mais au bout de deux minutes, pendant lesquelles, mes regards se confondant avec les siens, je ne cesse d'imprimer à ma volonté une plus grande énergie, je sens des battements, des pulsations à l'extrémité de ses doigts, et aussitôt j'aperçois, à mon grand étonnement, ses paupières convulsivement agitées, et le globe de l'œil tourné vers le haut de l'orbite; une minute après ses yeux sont fermés et ses jambes, tout à l'heure roides et inflexibles, se plient et s'étendent alternativement avec la plus grande facilité. J'abandonne la main, et je fais quelques passes depuis le sommet de la tête jusqu'à l'épigastre ; deux minutes plus tard, je demande à la malade si *elle dort*, si elle peut *se lever et marcher ;* à ces questions elle répond affirmativement, en me priant cependant de lui faire des passes sur toute la longueur des jambes, et de cesser lorsqu'elle m'en préviendra ; à la vingtième elle m'avertit qu'elle peut maintenant se lever et descendre au bain; effectivement, après s'être habillée, elle marche, il est vrai d'un pas mal assuré, et va seule prendre la douche à colonne que je lui ai prescrite. Tout se passe à merveille, et après avoir fait une promenade d'une demi-heure pour entretenir la réaction, elle remonte dans son lit où je la réveille en lui faisant des passes contraires, et en lui soufflant fortement sur le visage; elle revient à elle; au même moment ma main gauche placée sur une de ses jambes, sent la roideur reparaître presque subitement. Il faut noter que, pendant le sommeil, elle a ressenti une chaleur plus grande aux extrémités, et que malgré cela, l'insensibilité et la température n'ont été nullement modifiées; la roideur seule a disparu et la locomotion a pu s'effectuer. Quant à la lucidité, elle a été complètement nulle; elle le fut un peu moins, il est vrai, pendant que je renouvelais les jours suivants la même expérience, et chose digne de remarque, c'est que plus elle était clairvoyante sous l'influence magnétique, moins elle se souvenait à son réveil de ce qui s'était passé.

Pendant dix jours encore, j'employai le même moyen pour lui faire prendre le matin la douche à colonne et le soir la piscine simple, et je puis affirmer que dès le 5me jour déjà la température des jambes était sensiblement élevée, que le 6me elle me donnait au thermomètre centigrade 19° 1/2, que le 11me jour, elle était normale et que la malade pouvait marcher sans aucune difficulté. Je ne dois pas omettre qu'à mesure que j'avançais, le nombre des passes que je devais faire sur les jambes diminuait, qu'elle même m'indiquait toujours le moment où elles devenaient superflues, et que, dans la crainte de me fatiguer, elle voulut, dès le lendemain de la première séance, se réveiller seule, ce qu'elle fit toujours depuis ce moment;

son réveil n'était pas pénible, elle semblait au contraire sortir d'un sommeil calme et profond. Le traitement, qui consistait exclusivement en douches et en grands bains, continua sans rien présenter d'extraordinaire jusqu'au 31 octobre, si ce n'est une augmentation de forces dans les jambes, et une intégrité parfaite de toutes les fonctions.

Le 31 octobre, les règles apparaissent d'une manière toute normale; cependant Mlle *** se sent un peu faible, elle garde le lit, et le lendemain, 1er novembre, quand elle veut remuer les jambes, elles sont de nouveau paralysées et les muscles sont tout aussi contractés que la première fois. Cet état ne dure que deux jours, et cesse de lui-même, sans l'intervention du magnétisme. La santé est parfaite jusqu'au 25 novembre, époque à laquelle, après avoir continué la cure d'eau froide avec persévérance, certaines circonstances de famille obligent notre malade à retourner chez elle. Là, l'émotion, le plaisir de se retrouver au milieu des siens, provoquent quelques crises accompagnées et suivies de paralysie qui ne se maintient que peu de jours. Cependant, je ne puis considérer ce résultat comme une guérison, et dans mon tableau synoptique j'ai rangé ce cas dans les non-succès; en effet, les nouvelles indirectes que j'ai reçues de Mlle *** m'annoncent que les crises n'ont pas cessé, qu'elles se renouvellent souvent, mais cependant qu'elles n'ont plus une intensité aussi grande qu'autrefois.

J'ai cru, néanmoins, intéresser mes confrères, en rapportant cette observation, qui complète la revue des affections bizarres et fort curieuses que j'ai été appelé à traiter cette année.

OBSERVATION DIX-NEUVIÈME.

N° 34. — HYPOCONDRIE. — IRRITABILITÉ GÉNÉRALE. — GASTRALGIE.

M. ***, âgé de 36 ans, entre à l'établissement le 19 juillet 1850. Il est atteint d'hypocondrie et souffre, dit-il, de douleurs rhumatismales vagues et de gastralgie. Il se plaint de palpitations cardiaques et aortiques. Je me suis cependant assuré, par un examen attentif du cœur, que l'organe était sain, ainsi que les gros vaisseaux.

État du malade: Stature magnifique, taille élevée, belle constitution, tempérament nerveux-sanguin, caractère faible, peureux, vivement affecté de son état; déjà disposé à l'exagération, il ne croit jamais pouvoir guérir, il craint de perdre ses facultés intellectuelles dont il a besoin pour remplir les devoirs de sa profession, et il m'avoue lui-même, avec un certain mystère, qu'il a la conviction qu'il tombera dans l'idiotisme. Décidément l'hypocondrie est à son comble; il importe d'agir promptement et du côté moral et du côté physique. En outre, sa peau ne fonctionne pas et ne transpire jamais.

Traitement: J'entoure ce malade à tout instant de la journée, je le suis dans presque toutes ses opérations. Pendant les huit premiers jours, frictions avec le drap mouillé deux fois par jour, et un demi-bain tempéré à 20° dont j'abaisse graduellement la température jusqu'à 12°. Le quinzième jour du traitement il commence seulement à prendre des demi-bains à courant continu. Déjà le 1er août la transformation commence. Le malade est heureux, gai, dispos; il a les plus belles espérances; il digère parfaitement; les fonctions abdominales sont régulières; il me dit que sa tête est tout-à-fait dégagée ; il lui semble qu'une autre vie commence ; les douleurs vagues dont il se plaignait sont limitées et n'envahissent plus que les membres inférieurs, depuis les hanches jusqu'aux pieds. A partir de ce moment il prend chaque jour une douche en pluie froide ; la réaction est magnifique, et le malade, qui a compris que cet effet consécutif du bain est de la plus haute importance, consulte toujours sa peau pour s'assurer qu'elle rougit sous l'impression du froid ; le lendemain les douleurs n'existent plus que depuis les genoux jusqu'aux pieds. Le traitement est le même ; le surlendemain il ne les ressent qu'au talon, puis à l'orteil, puis enfin elles disparaissent. Je prescris chaque jour une grande piscine à 6° 1/2 centigrades, une douche à colonne sur les membres, et ce malade quitte l'établissement le 15 août, après trois semaines de traitement. Son moral est tout à fait remonté ; l'apparence extérieure est celle de la plus parfaite santé ; toutes les fonctions sont normales, et sa joie et sa reconnaissance se traduisent dans ses moindres gestes.

Les nouvelles que j'ai reçues de ce malade m'annoncent que sa santé s'est maintenue et que rien n'est venu compromettre ce résultat si prompt et si remarquable.

OBSERVATION VINGTIÈME.

N° 35. — AGLOBULIE ET CHLOROSE.

Mme ***, âgée de 18 ans, mariée depuis six semaines, entre à l'établissement le 1er juillet 1850. Elle est atteinte depuis quatorze mois d'une aglobulie chlorotique contre laquelle toutes les médications spécifiques avaient été employées sans succès ; je citerai entr'autres les préparations ferrugineuses qui avaient fait quelque bien, mais que l'estomac de la malade ne put longtemps supporter. Depuis l'invasion de cette maladie, elle était faible, se fatiguait facilement, et les pertes mensuelles se prolongeaient au-delà du terme ordinaire. Le mariage, loin d'amener dans l'état de santé de la malade le changement qu'on avait espéré, n'empêcha pas les désordres d'augmenter à un tel point qu'il lui fut bientôt impossible de faire plus de dix minutes de marche sans être exténuée. Une semaine après son mariage, les règles coulèrent pendant quinze jours, et, un mois après, elle faisait une fausse couche; la faiblesse était à son comble, l'appétit était tout à fait nul, et, son état menaçant d'empirer, le médecin qui lui donnait des soins se décida à lui faire suivre un traitement par l'eau froide.

État de la malade: Cette jeune dame, d'un tempérament lymphatique-nerveux, est grande, bien conformée; le teint est d'un blanc mat tacheté de vert; elle est considérablement amaigrie; tout son désir serait de manger des crudités, et la vue seule de la viande lui cause un dégoût insurmontable. Elle ne peut faire quelques pas qu'avec l'aide du bras de sa mère qui l'accompagne, et elle est obligée de s'asseoir à chaque instant; la constipation est presque permanente. Quelques selles dures apparaissent tous les dix jours, malgré les nombreux lavements qu'on lui fait prendre; elle a des palpitations violentes qu'elle semble vouloir comprimer en apposant la main sur la région précordiale; le bruit de souffle se fait entendre à un haut degré, au cœur et dans les carotides; les jambes sont glacées, la peau est inerte, et dans l'intervalle de l'écoulement des règles la leucorrhée est très-abondante.

Traitement: Pendant les huit premiers jours, enveloppement sans sueur pour la préparer aux affusions tempérées qui lui sont faites. Déjà, par ce seul moyen, l'amélioration est manifeste; l'appétit est meilleur, elle mange de la viande, ce qu'elle n'avait pu faire depuis quatorze mois; elle marche un peu plus longtemps sans se reposer. Quand la peau eut reçu la première modification qu'il importait de lui faire subir, j'employai l'étuve humide suivie du bain entier froid d'une à trois minutes; quelques bains de siége d'abord tempérés, puis froids, la douche vaginale froide et la grande douche en poussière. A mesure que le traitement se faisait, la transformation de cette intéressante malade était manifeste. Le teint s'éclaircissait, prenait des tons plus rosés, le bruit de souffle était diminué, elle pouvait faire déjà de longues promenades et gravir le mont Mussy sans aucune fatigue; la température du corps était mieux équilibrée; le pouls, qui avait été si longtemps petit et fréquent, devenait plus régulier et plus fort. Par l'emploi de la ceinture mouillée et de quelques lavements froids, les fonctions digestives s'étaient rétablies, et on obtenait chaque jour des selles naturelles. Au bout d'un mois de traitement, la gaîté revenait et la guérison était complète. J'ai appris quelques mois après que cette jeune dame, continuant, comme mesure hygiénique, des ablutions froides chaque matin, était devenue enceinte, et que la force nouvelle qu'elle avait acquise et qu'elle conservait faisait présager à sa grossesse une issue favorable.

N° 36. — NÉVROSE DE L'ESTOMAC AVEC ACCÈS ÉPILEPTIFORMES. — Traitement, huit semaines. — Guérison avec nécessité d'une 2e cure.

N° 37. — NÉVROPATHIE, PARESSE INTESTINALE. — Traitement de six semaines. — Guérison.

N° 38. — HYPOCONDRIE, ENGORGEMENT CHRONIQUE DU FOIE, HÉMORRHOÏDES. — Traitement, huit semaines. — Guérison avec nécessité d'une 2e cure.

N° 39. — HYPOCONDRIE. — Traitement, quatre semaines. — Guérison.

N° 40. — IRRITABILITÉ GÉNÉRALE, HYSTÉRIE. — Traitement, six semaines. — Guérison.

N° 41. — CHLOROSE, HYSTÉRIE. — Traitement, huit semaines. Guérison.

N° 42. — HYPOCONDRIE AVEC MONOMANIE. — Traitement, huit semaines. — Même état. — Non succès.

N° 43. — AFFECTION A CARACTÈRE HYSTÉRIQUE ET CHLOROTIQUE. — Traitement, six semaines. — Guérison incomplète par un trop court séjour.

N° 44. — NÉVROPATHIE GÉNÉRALE. — Traitement, six semaines. — Guérison.

N° 45. — HYSTÉRIE AVEC DÉSORDRES GRAVES DU TUBE DIGESTIF. — Traitement, quinze semaines. — Guérison.

N° 46. — NÉVROPATHIE GÉNÉRALE, HYPOCONDRIE. — Traitement, six semaines. — Même état. — Non succès.

N° 47. — HYPOCONDRIE, ENGORGEMENT DES VISCÈRES ABDOMINAUX. — Traitement, sept semaines. — Guérison avec nécessité d'une 2e cure.

N° 48. — HYPOCONDRIE, DOULEURS VAGUES ET ERRATIQUES. — Traitement, huit semaines. — Guérison.

N° 49. — NÉVROPATHIE GÉNÉRALE, IRRITABILITÉ NERVEUSE. — Traitement, huit semaines. — Guérison avec nécessité d'une 2e cure.

N° 50. — HYSTÉRIE ET CHLOROSE. — Traitement, huit semaines. — Guérison avec nécessité d'une 2e cure.

N° 51. — HYSTÉRIE, DÉSORDRES GRAVES, ABUS DES SAIGNÉES. — Traitement, deux semaines. — Guérison incomplète par trop court séjour.

N° 52. — HYSTÉRIE ET HYPOCONDRIE. — Traitement, huit semaines. — Guérison.

N° 53. — HYPOCONDRIE TRÈS-PRONONCÉE, HALLUCINATIONS. — Traitement, huit semaines. — Guérison.

N° 54. — SPASMES LARYNGÉS ET PHARYNGÉS HYSTÉRIQUES, PARESSE INTESTINALE. — Traitement, huit semaines. — Guérison avec nécessité d'une 2e cure.

N° 55. — HYSTÉRIE, SPASMES PRESQUE CONTINUS DU DIAPHRAGME. — Traitement, huit semaines. — Guérison avec nécessité d'une 2e cure.

N° 56. — NÉVROPATHIE, DOULEURS CARDIAQUES. — Traitement, huit semaines. — Guérison avec nécessité d'une 2e cure.

N° 57. — IRRITABILITÉ NERVEUSE EXCESSIVE, APHONIE FRÉQUENTE. — Traitement, six semaines. — Guérison.

N° 58. — HYPOCONDRIE, ENTÉRALGIE. — Traitement, huit semaines. — Guérison.

N° 59. — IRRITATION ET FAIBLESSE GÉNÉRALE. — Traitement, dix semaines. — Guérison.

N° 60. — IRRITABILITÉ ET FAIBLESSE GÉNÉRALE. — Traitement, six semaines. — Guérison avec nécessité d'une 2e cure.

N° 61. — HYPOCONDRIE, TROUBLE DES FONCTIONS DIGESTIVES. — Traitement, trois semaines. — Guérison avec nécessité d'une 2e cure.

N° 62. — IRRITABILITÉ NERVEUSE. — Traitement, huit semaines. — Guérison.

N° 63. — IRRITABILITÉ NERVEUSE. — Traitement, quatre semaines. — Guérison.

N° 64. — NÉVROPATHIE GÉNÉRALE, ACCÈS HYSTÉRIFORMES.—Traitement, six semaines. — Guérison.

IVe SÉRIE.

AFFECTIONS HERPÉTIQUES. — DARTRES.

OBSERVATION VINGT-UNIÈME.

N° 65. — PSORIASIS INVETERATA, DATANT DE 12 ANS.

Mlle ***, âgée de 22 ans, tempérament sanguin, fortement constituée, est entrée à l'établissement le 24 juillet 1850. Cette jeune personne, atteinte d'un psoriasis inveterata et appartenant à une famille d'une constitution très-saine, avait contracté, ainsi que sa jeune sœur, à l'âge de 10 ans, une simple gale qui leur avait été communiquée par une domestique. Le traitement antipsorique fut immédiatement appliqué avec succès sur sa jeune sœur; mais notre malade, d'un caractère apparemment plus difficile, ne voulut pas s'y soumettre. Les parents ne pouvant vaincre cette répugnance, abandonnèrent l'enfant à elle-même; la gale disparut et on n'y pensa plus. Deux ans après, il survint tout-à-coup du malaise, des frissons, de la chaleur à la peau; il y eut accélération du pouls, de la céphalalgie, un certain trouble dans les fonctions digestives, et des symptômes herpétiques se manifestèrent. Des plaques dartreuses se montrent sur les parties de la peau qui sont d'un tissu plus ferme et plus serré, dans les régions voisines des aponévroses, à la surface externe des bras et des avant-bras, des cuisses et des jambes, aux articulations des genoux, des mains et des coudes. Ces plaques s'étendent d'abord, se réunissent, s'élèvent, et la sécrétion épidermique devient de plus en plus abondante. L'enfant n'était pas plus docile, et rien dans ce moment ne put la décider à suivre un traitement quelconque. Cet état dura une dizaine d'années, tantôt augmentant d'intensité, tantôt disparaissant pour ne laisser que quelques traces; notre malade est arrivée ainsi à l'âge de 22 ans, et l'amour-propre fit faire ce que les remontrances des parents n'avaient pu obtenir.

État de la malade : Les plaques dartreuses offrent l'aspect que je viens de décrire; la peau est épaissie, en quelques points hypertrophiée; elle est tellement fendillée en tous sens, que ce ne sont plus des squammes qu'elle présente, mais une véritable farine qui, remplissant les intervalles formés par les nombreux sillons, donne lieu à une desquammation des plus abondantes. Les surfaces sont rouges, peu enflammées; si on cherche à pincer la peau, à la soulever entre les doigts, elle semble altérée jusque dans ses couches les plus profondes. Elle laisse en outre aux doigts l'impression d'un corps rude, raboteux et inégal. Le moindre mouvement détermine des déchirures avec émission de sang. Indépendamment des parties affectées que j'ai déjà signalées, l'herpès a, depuis quelques mois, envahi les tempes, le cou et le pourtour des lèvres. La menstruation a commencé à l'âge de 15 ans et a été toujours régulière. Les fonctions digestives se sont toujours faites assez bien; mais, depuis quelques mois, l'appétit a disparu, et la malade a de fréquents maux de tête.

Traitement : Mlle*** est restée deux mois en traitement, pendant lesquels, si ce n'est aux époques menstruelles, elle a fait deux étuves sèches par jour, suivies immédiatement d'immersion dans la piscine; dans l'intervalle de ces opérations, elle a pris journellement deux demi-bains froids à courant continu. J'avais affaire à une constitution très-robuste, formée à la campagne; aussi, en vertu des proportions qui me servent de règle de conduite, je n'hésitai pas à employer une eau d'autant plus froide que la force organique était plus grande. En effet cette basse température fut tout de suite bien supportée; après un mois de traitement, les plaques avaient pâli et diminué d'étendue. La malade se croyait guérie, je la détrompai. Quelques jours après, des phénomènes de réaction se présentèrent; elle eut de la fièvre, de l'insomnie; l'appétit qui avait reparu se perdit de nouveau. Une éruption miliaire se manifesta sur tous les points que n'avait pas atteints la maladie; je diminuai le nombre des enveloppements que je remplaçai momentanément par l'étuve humide; elle eut dans ce moment des sueurs vraiment critiques qui traversaient les couvertures, le lit de sudation et qui coulaient sur le plancher. La fièvre étant calmée, je repris l'étuve sèche. Après le premier maillot, je remarquai sur les bras et les jambes un certain nombre de pustules arrondies et quelques-unes ombiliquées comme celles de la variole ; sous la ceinture mouillée que je lui avais prescrite, puis sous les aisselles, au pli du bras et dans l'intervalle des doigts, une éruption vésiculeuse analogue à celle de la gale. Le traitement devint plus actif. Ces pustules acquéraient un volume considérable, surtout celles qui avaient paru sous la ceinture mouillée. Elles étaient entourées d'une aréole inflammatoire ; elles suppurèrent, et pendant que leur desquammation se faisait, de nouvelles pustules reparaissaient, et à mesure qu'elles accomplissaient ainsi leur évolution, l'affection herpétique s'effaçait complètement et la peau devenait plus souple. L'éruption pustuleuse commença à diminuer après la sixième semaine. Il ne restait plus de traces de la maladie première, et la santé était tout à fait rétablie. La malade partit quinze jours après, très-heureuse de ce résultat, et dans la lettre qu'elle vient de m'écrire elle ne sait en quels termes exprimer sa reconnaissance.

N°. 66. — PSORIASIS GUTTATA. — Traitement de sept semaines ; — Guérison incomplète, avec nécessité d'une seconde cure.

Ve SÉRIE.

MALADIES DES ORGANES RESPIRATOIRES.

OBSERVATION VINGT-DEUXIÈME.

N°. 67. — CATARRHE CHRONIQUE ; — ÉTAT APOPLECTIQUE ; — ENGORGEMENT DU FOIE.

M. ***, âgé de 57 ans, tempérament sanguin, entre à l'établissement le 10 mai, atteint depuis longtemps d'un catarrhe pulmonaire, presque permanent, et qui redouble d'intensité aux approches de l'hiver. Il a tellement souffert dans la saison froide qui vient de s'écouler, que, d'après les conseils de son médecin, il se décide à venir à Divonne, pour y faire une cure d'eau froide.

État du malade : Constitution obèse, le cou est gros et court ; la face est d'un rouge violacé ; les yeux sont brillants et injectés, la voix est rauque et quelquefois gênée. Il éprouve des tintements d'oreilles. La toux est presque continue, et provoque souvent quelques expectorations muqueuses, parfois striées de sang ; la respiration est stertoreuse ; les digestions sont lentes, les selles dures, les extrémités froides ; la peau est sèche et ne fonctionne plus depuis longtemps, elle est couverte de flanelle ; le foie dépasse de trois travers de doigt le bord inférieur des côtes. Ce malade est hypocondriaque ; il apprécie la gravité de son affection, et il craint à toute heure de mourir d'une attaque d'apoplexie. Quand il est couché, il a de la peine à respirer ; il se relève, il est en proie à une vague terreur, il marche une partie de la nuit, tant il a peur qu'on le trouve étouffé dans son lit. Il aimait autrefois beaucoup les plaisirs de la chasse, mais comme il y avait gagné un simple rhume, il redoutait de nouveaux refroidissements. Aussi, depuis lors, à sa vie très-active avait succédé un repos complet et une existence tout à fait sédentaire. Il s'entourait de mille précautions qui, loin de prévenir d'autres maladies, ne faisaient qu'aggraver celle qu'il avait déjà; jamais il n'avait eu de boutons hémorrhoïdaux. Comme il n'avait pris jusqu'alors que des précautions contre le froid, non-seulement il ne comprenait pas pour sa maladie l'innocuité d'un traitement hydrothérapique, mais encore il redoutait la moindre application d'eau froide. Il la considérait même comme très-dangereuse. Il ne s'y soumettait donc qu'à son corps défendant.

L'expérience sera toujours plus forte que les préjugés, et les malades qui, comme celui-ci, sauront, par de sages avis, se soustraire à l'influence des préventions, n'auront qu'à s'en féliciter.

Traitement : J'étais placé ici en face de désordres graves, et d'une disposition fatale qui devait exiger les plus grands ménagements. Je débutai par des frictions avec le drap mouillé, pour habituer la peau à l'impression du froid, et par des ablutions tempérées de 18 à 20°. Pour amener une dérivation vers le bassin, et faciliter l'apparition d'hémorrhoïdes qui auraient été très-salutaires, je prescrivis des demi-bains, d'abord tempérés, puis à courant continu. Quand la réaction vers ces parties se manifesta franchement, j'ordonnai la douche ascendante qui, par son action toute locale, m'a réussi souvent en pareil cas; j'y ajoutai des bains de pieds dérivatifs; puis, l'état de la peau commençant à être un peu modifié, je commençai les enveloppements dans l'étuve sèche avec des compresses humides-sèches sur la poitrine; je prévins toute congestion vers la tête par des compresses calmantes sur le front, et par le renouvellement fréquent de l'air dans sa chambre. Cet enveloppement fut suivi les premiers jours d'ablutions plus froides, et huit jours après, il entrait dans la grande piscine à 6° 1/2 centigrades, tout étonné de s'y sentir à l'aise. Il en sortait avec la peau rosée, et ses préventions contre l'eau froide disparaissaient avec le sentiment de chaleur et de bien-être qu'il ressentait.

Depuis le commencement de son traitement, il ne toussait plus ; il avait déposé ses flanelles et, légèrement vêtu, il se promenait au grand air ; la respiration était libre, les yeux n'étaient plus injectés, le visage était coloré, mais d'une teinte naturelle ; les extrémités n'étaient plus froides et les selles étaient molles et abondantes. Le traitement dura deux mois, et quelques jours avant de me quitter, après avoir eu quelque peine à aller à la garde-robe, il eut pendant vingt-quatre heures un écoulement hémorrhoïdal. Comme ce malade comptait beaucoup sur l'apparition de ce flux pour hâter sa guérison, le moral en fut impressionné très-favorablement ; il devint plus gai, plus expansif. J'examinai la région hépatique, et le foie était à peu près dans l'état normal. Le malade me quitte en me promettant bien de ne jamais remettre de flanelle sur la peau, de suivre le régime hygiénique que je lui prescris, et qui consiste surtout à faire beaucoup d'exercice soit à pied, soit à cheval, et il s'engage à revenir l'année suivante pour consolider sa guérison.

N° 68. — LARYNGITE CHRONIQUE A LA SUITE DE FRÉQUENTES COQUELUCHES. — Traitement, six semaines. — Guérison.

N° 69 — BRONCHITE AVEC EMPHYSÈME PULMONAIRE. — HYPOCONDRIE. — Traitement, six semaines. — Guérison incomplète avec nécessité d'une deuxième cure.

N° 70. — CATARRHE CHRONIQUE AVEC ASTHME. — DYSPEPSIE. — CONSTIPATION. — Traitement, cinq semaines. — Guérison incomplète avec nécessité d'une deuxième cure.

VIe SÉRIE.

MALADIES DU TUBE DIGESTIF.

OBSERVATION VINGT-TROISIÈME.

N°. 71. — GASTRITE CHRONIQUE.

Maigreur excessive. — État voisin du marasme.

M. *** âgé de 42 ans, entre à l'établissement le 11 juillet; il est atteint d'une gastrite qui, du type aigu, a passé au type chronique ; les causes de cette première phlegmasie remontent, d'après les souvenirs du malade, à quatre années, et sont dues au chagrin profond qu'il éprouva à cette époque, en perdant tout-à-coup deux membres de sa famille qui lui étaient chers.

État du malade : Tempérament nerveux, constitution délabrée par de longues souffrances, maigreur squelettique; la peau rappelle les tons jaunes et mats de la cire; elle est tantôt recouverte d'une moiteur froide, tantôt sèche, chaude, surtout dans la paume des mains ; douleurs épigastriques se manifestant quelquefois sous forme de crampes et d'élancements; la douleur semble avoir disparu immédiatement après le repas; elle est beaucoup plus prononcée quelques heures après l'ingestion des aliments; il survient alors des éructations acides et des vomissements qui se produisent en général quatre ou cinq heures après le repas; ce malade est constamment altéré; la langue est couverte d'un enduit blanchâtre, elle est rouge à sa pointe; la membrane muqueuse de la bouche présente une rougeur inflammatoire et est constamment parsemée d'aphthes; le pouls est fébrile pendant la digestion, et un petit accès de fièvre, précédé d'un frisson, se montre tous les soirs à neuf heures. La digestion est accompagnée de céphalalgie, de migraine, de rougeur de la face; la respiration est gênée; ce malade se plaint aussi de lassitude, de faiblesses spontanées, et la maigreur qui ne fait qu'augmenter le plonge dans une profonde mélancolie. Les urines sont souvent sédimenteuses et les selles peu copieuses, très-dures et très-rares.

Traitement : Pendant les cinq premiers jours, frictions avec un drap trempé dans de l'eau tempérée, bains de siége à 25°, et pédiluves dérivatifs; je lui prescris de boire souvent avant le repas et en petite quantité, de l'eau d'abord à 12°, puis à 8°, lorsque les symptômes diminuent d'intensité : j'arrive ensuite à l'étuve humide; la première fois, le malade reste huit heures dans le maillot; la première impression du froid passée, une douce chaleur survient, et il prend patience, tant il a la persuasion que ce moyen doit lui être utile; je ne cherche pas à obtenir la transpiration complète; quand la chaleur est généralement établie, je le fais descendre au bain où je lui fais pratiquer une ablution à 20°; ce moyen est employé chaque jour, et la température de l'eau est descendue graduellement jusqu'à 8°; un mois après le commencement de la cure, voici ce que j'observe : l'accès du soir a disparu, et les vomissements sont plus rares; la ceinture mouillée, que le malade porte depuis quinze jours, a amené une éruption miliaire sur toute la partie qu'elle recouvre; les selles sont plus fréquentes et plus naturelles. Cette amélioration du côté des fonctions digestives est pour moi très-importante, car elle me donne la conviction que nous sommes dans une bonne voie pour triompher de cette maladie. L'appétit est meilleur; déjà quelques aliments ingérés et conservés ont pu, par leur assimilation, ranimer les forces éteintes; le visage est plus riant; déjà la transformation commence; des compresses humides-sèches sont maintenues sur l'épigastre, elles se réchauffent facilement; la ceinture mouillée entoure le bas-ventre; je recommande au malade beaucoup d'exercice au grand air, de l'eau plus froide pour boisson, afin de stimuler toutes les fonctions organiques et de faciliter le travail de rénovation. J'arrive bientôt, après l'enveloppement humide, à prescrire la grande piscine qui est parfaitement supportée; j'y ajoute chaque jour une douche en poussière qui produit une excitation générale à la peau.

Le traitement a duré deux mois. Les fonctions digestives s'accomplissaient régulièrement; plus de fièvre, plus de vomissements; quelquefois seulement, quand ce malade s'écartait du régime alimentaire prescrit, il y avait quelques éructations; la peau prenait en général une teinte rosée, la maigreur existait toujours; seulement, dans quelques parties du corps, il y avait une tendance à la voir disparaître. Du reste ce malade n'a jamais eu d'embonpoint. Dans les premiers jours de son traitement, il ne prenait à ses repas que du lait coupé avec de l'eau, des fruits cuits; j'arrivai à des aliments plus substantiels lorsque les vomissements diminuèrent; enfin, plus tard sa nourriture fut celle de tous les autres malades, en évitant avec soin les acides et les crudités.

N° 72. — GASTRITE CHRONIQUE. — Traitement dix semaines. — Guérison.

N° 73. — GASTRITE CHRONIQUE. — ERYSIPÈLES FRÉQUENTS. — Traitement, huit semaines. — Guérison.

N° 74. — GASTRO-HÉPATITE, DOULEURS VAGUES DANS LES MEMBRES INFÉRIEURS. — Traitement, huit semaines. — Guérison.

N° 75. — GASTRITE CHRONIQUE. — GINGIVITE. — APHTHES. — Traitement, huit semaines. — Guérison.

N° 76. — DYSPEPSIE. — Traitement, quatre semaines. — Guérison.

N° 77. — GASTRITE CHRONIQUE. — Traitement, cinq semaines. — Guérison.

N° 78. — GASTRO-ENTÉRITE CHRONIQUE. — MAIGREUR EXCESSIVE. — PERTES HÉMORRHOÏDALES FRÉQUENTES. — AGLOBULIE. — Traitement, six semaines. — Guérison.

VIIe SÉRIE.

MALADIES DES ORGANES GÉNITO-URINAIRES CHEZ L'HOMME.

OBSERVATION VINGT-QUATRIÈME.

N° 79. — SPERMATORRHÉE ; — IMPUISSANCE COMPLÈTE.

M. *** âgé de 26 ans, entre à l'établissement le dix décembre pour une spermatorrhée datant de quatre années, et résultant de l'abus longtemps continué de l'onanisme.

État du malade : Sa faiblesse est si grande, qu'on l'amène chez moi sur un char ; il ne peut faire deux pas sans s'asseoir ; son tempérament est lymphatique et nerveux ; les frissons sont presque continuels, les pieds toujours froids ; l'appétit est complètement nul ; il y a de la constipation, et des pertes séminales aqueuses, n'ayant plus même l'odeur *sui generis*, se renouvellent cinq à six fois dans les vingt-quatre heures et même pendant les garde-robes; le pouls est petit, filiforme, le sommeil agité; il y a commencement de marasme; redoublement de fièvre tous les soirs, pendant laquelle le pouls s'élève à 140 pulsations.

Traitement: Frictions avec le drap mouillé deux fois par jour; demi-bains tempérés d'abord à 25°, puis insensiblement à 10°; cette dernière opération se fait toujours avant midi, pour éviter, en la donnant le soir, une surexcitation vers les organes génitaux et des pollutions pendant la nuit.

Le 15, étuve humide le matin; la température atmosphérique étant très-basse, l'enveloppement dure six heures, au bout desquelles seulement il transpire; on lui fait une ablution à 20°, et tous les jours j'abaisse la température et j'arrive presqu'à 9°.

Le 3 janvier, les enveloppements humides ont continué. Je le fais plonger dans la Divonne dont la température prise à sa source est dans toutes les saisons à 6° 1/2 centigrades.

Depuis huit jours, les pertes qui avaient continué, quoique avec moins de fréquence, ont tout à fait disparu; l'appétit est meilleur, les digestions sont plus actives; la ceinture mouillée que le malade porte constamment entretient la liberté du ventre et fortifie l'appareil génito-urinaire.

Jusqu'au 19 janvier, même traitement; une perte pendant la nuit; le malade qui avait repris courage se désespère: je ranime son moral; je lui promets une guérison certaine à la condition d'avoir un peu de persévérance; il me croit encore, mais ce qui le désole, c'est que lui, qui autrefois portait à un haut degré les signes de la virilité, ne peut plus avoir aucune érection. A la fin de janvier, les pertes séminales n'avaient pas reparu; le malade reprenait de l'embonpoint, de la vigueur; il faisait de longues promenades dans la neige sans se fatiguer; les nuits étaient calmes et les selles naturelles. Depuis que notre malade se sentait mieux, il me demandait l'autorisation d'aller passer le dimanche à la ville, et il en revint un jour si glorieux et si fier que, sur ma demande, il m'avoua qu'il était tout à fait rassuré sur les craintes que lui avait d'abord inspirées son impuissance.

Le traitement continua jusqu'au 10 février; son état de santé était très-satisfaisant; il retourna dans sa famille où, deux mois après, il se maria. Les suites heureuses de cette union viennent de me prouver, il y a quelques mois, que la guérison était décidément complète.

OBSERVATION VINGT-CINQUIÈME.

N° 80. — GONORRHÉE.

M. ***, âgé de 45 ans, entre à l'établissement le 24 juin, atteint d'une gonorrhée datant de trois jours.

État du malade: Ce malade, d'un tempérament lymphatique, sanguin, d'une forte constitution, a déjà eu pendant sa jeunesse trois gonorrhées successives, traitées par le copahu, le poivre cubèbe et les injections caustiques; la dernière remonte à quinze ans; il m'assure n'avoir entretenu depuis plusieurs années aucune relation suspecte. En l'interrogeant d'une manière plus pressée, il finit cependant par m'avouer que sa femme est atteinte depuis plusieurs mois d'une leucorrhée dont il ne peut expliquer l'origine. Les érections sont fréquentes et douloureuses; l'écoulement est muqueux et purulent. Le lendemain de son entrée, enveloppement dans le drap mouillé pendant une heure, puis une lotion de trois minutes à 20°; trois demi-bains dans la journée à 20°; il boit 15 verres d'eau par jour; le jour suivant, mêmes opérations; il n'a plus d'érections douloureuses, l'écoulement est déjà plus aqueux.

Le même traitement est continué jusqu'au 2 juillet. Il boit alors environ 20 à 25 verres d'eau par jour; à cette époque l'écoulement a disparu, et le malade me quitte enchanté d'un procédé qui lui a épargné l'emploi de remèdes qu'il ne se rappelle qu'avec dégoût.

N° 81. — SPERMATORRHÉE RÉSULTANT DE L'ONANISME ET DATANT DE DIX ANS. — Traitement, douze semaines. — Guérison.

VIIIe SÉRIE.

MALADIES DES ORGANES GÉNITO-URINAIRES CHEZ LA FEMME.

OBSERVATION VINGT-SIXIÈME.

N° 82. — INFLAMMATION CHRONIQUE DE LA MUQUEUSE VAGINALE, ULCÉRATIONS DU COL DE LA MATRICE, LEUCORRHÉE.

Mme *** entre à l'établissement le 20 juillet, m'apportant de la part du médecin qui la soigne des détails antérieurs sur sa maladie et la relation du traitement qui a été suivi jusqu'à ce jour.

État de la malade: D'un tempérament lymphatique, d'une constitution assez forte; cette jeune dame se plaint d'une pesanteur dans le bassin; le frottement et la marche lui font éprouver de la douleur et de l'irritation; à l'aide du spéculum, je constate une inflammation générale de la muqueuse vaginale, trois ulcérations siégeant au pourtour du col, et çà et là quelques traces de cicatrices résultant des fréquentes cautérisations qui ont été pratiquées.

La leucorrhée est permanente et l'âcreté de l'écoulement a produit sur la peau des parties environnantes une éruption miliaire qui gêne beaucoup la malade; l'utérus me paraît sain; l'émission de l'urine est douloureuse; les fonctions digestives se font mal; la malade est ordinairement constipée; la menstruation, assez abondante, a toujours été régulière.

Traitement: Etuve humide deux fois par jour, suivie d'un bain entier à 15°; pendant la sudation, je fais boire beaucoup d'eau froide; demi-bains tempérés à 16° et chaque jour deux injections vaginales avec de l'eau presque tiède. Jusqu'au 30 juillet, même traitement; les injections seulement sont plus froides; je commence l'emploi de la douche vaginale en modérant la force du jet; elle est très-bien supportée; la malade est beaucoup mieux. Les digestions sont plus actives, les selles régulières. Mme *** porte constamment sur le bas-ventre des compresses d'eau froide qu'elle renouvelle à chaque instant. La leucorrhée est beaucoup moins abondante; l'irritation extérieure est guérie; j'attends, pour me servir de nouveau du spéculum, que la cure soit terminée.

Jusqu'à la fin d'août le traitement est le même; j'examine le col, toutes les ulcérations sont cicatrisées; il n'y a plus d'écoulement et la muqueuse vaginale a repris une coloration normale. La malade me quitte, et son médecin vient de m'écrire qu'il me remerciait au nom de sa cliente de la guérison que j'avais obtenue.

N° 83. — INCONTINENCE D'URINE. — Traitement, douze semaines. — Même état. — Non succès.

N° 84. — INFLAMMATION SUB-AIGUE DU COL DE LA MATRICE AVEC ABAISSEMENT, EMPLOI DES DOUCHES VAGINALES FROIDES. — Traitement, neuf semaines. — Guérison.

N° 85. — ENGORGEMENT DU COL UTÉRIN, ANTÉVERSION, HYPOCONDRIE, FROID AUX PIEDS, DYSPEPSIE. — Traitement, quatre semaines. — Guérison incomplète pour trop court séjour.

N° 86. — HYPÉRESTHÉSIE UTÉRO-VULVAIRE, PERTES BLANCHES. — Traitement, cinq semaines. — Douches froides. — Guérison.

N° 87. — ENGORGEMENT CHRONIQUE DU COL UTÉRIN, PERTES BLANCHES. — Traitement, six semaines. — Guérison.

N° 88. — VAGINITE. — Traitement, six semaines. — Guérison.

N° 89. — MENSTRUATION IRRÉGULIÈRE ET ABONDANTE, GASTRO-HÉPATITE CHRONIQUE. — Traitement, six semaines. — Guérison incomplète avec nécessité d'une 2e cure.

IXe SÉRIE.

MALADIES DES ORGANES PARENCHYMATEUX DE L'ABDOMEN.

N° 90. — ENGORGEMENT DU FOIE, GASTRO-HÉPATITE CHRONIQUE.— Traitement, huit semaines. — Même état. —Non-succès.

OBSERVATION VINGT-SEPTIÈME.

N° 91. — DÉSORDRES GRAVES DU FOIE ET DU TUBE DIGESTIF.

M. ***, âgé de 40 ans, entre à l'établissement le 17 mai 1850; il est atteint depuis plusieurs années de dyspepsie accompagnée de vomissements et de flatuosités considérables; il fut soumis sans succès à tous les traitements indiqués en pareil cas.

Etat du malade : Tempérament nerveux-lymphatique, maigreur excessive, telle qu'à la première vue on lui donnerait au moins soixante ans; après le repas, il n'éprouve pas de douleurs à l'épigastre, mais un gonflement considérable survient et augmente rapidement; tantôt il vomit seulement son dîner, tantôt les vomissements sont d'une tout autre nature; ils ont une odeur de levain, de pain fermenté; ils sont liquides, quelquefois d'une teinte jaune et verte, plus souvent grisâtre, et leur surface est recouverte d'une sorte de spume épaisse en fermentation; ces vomissements sont excessivement abondants et bien loin d'être en rapport avec les aliments ou les boissons ingérés; le ventre ballonné, bosselé, tympanisé, offre dans les intestins grêles un gargouillement remarquable; les vomissements sont précédés et suivis d'éructations fades, insipides et inodores; les urines sont rares et bourbeuses et la constipation est habituelle. Ce malade éprouve toujours du soulagement quand il a de la diarrhée; la face est ordinairement terreuse, verdâtre; à l'examen de l'épigastre, rien ne dénote une affection squirreuse, quoique tout l'aspect extérieur, notamment la teinte caractéristique de la peau, la fasse supposer dans le premier moment; ce qu'il y a de plus remarquable, c'est la digestion difficile des aliments les plus légers et les plus simples, tandis que la salade et les pommes crues sont très-bien supportées; le canal pancréatique est probablement oblitéré, car le malade ne peut digérer les corps gras; en résumé, tous les repas sont en général suivis des symptômes que je viens d'indiquer.

Le diagnostic que j'avais porté sur cette maladie si bizarre ne dépendait pas d'une conviction bien arrêtée : car je supposais dès le principe un défaut d'énergie dans les parois de l'estomac et un manque d'équilibre dans la production des sucs digestifs, et je crois que les médecins qui, avant moi, donnaient des soins à ce malade, ne se rendaient pas bien compte eux-mêmes des causes qui amenaient ces désordres; la preuve en est que souvent on lui avaït administré, tantôt le remède contre le tènia, tantôt le traitement antiphlogistique de la gastrite aiguë, et tout cela sans succès. Quelque temps après son arrivée chez moi, il eut une crise caractéristique qui ébranla encore ma conviction mal établie; il se plaignit tout à coup au milieu de la nuit d'une douleur lancinante, pongitive dans l'hypocondre droit et dans la partie du dos correspondante; il ne pouvait supporter le contact le plus léger; il eut quelques vomissements de bile pure; les sclérotiques jaunirent et la peau prit une teinte ictérique; il ne pouvait trouver une position susceptible d'alléger ses souffrances; il était en proie à des anxiétés inexprimables, s'accroupissait, se roulait sur lui-même, se pliait en deux, se comprimait fortement l'épigastre et se livrait à un balancement régulier pour tromper la douleur; la face était très-altérée, les yeux cernés, la gorge sèche, douloureuse, resserrée. Cet accès pénible dura deux heures; au bout de ce temps, il put se lever sans fièvre, sans souffrance, ayant seulement un peu de prostration. N'est-ce pas là tout le cortége des symptômes qui accompagnent les coliques hépatiques et le passage des calculs biliaires? Et ce qui pouvait encore m'en convaincre, c'est qu'il ne supportait pas les nourritures animales, le jambon, les asperges et les artichauts, et qu'au contraire il se trouvait très-bien de l'usage des fruits acides et des boissons acidulées.

Traitement: Le 18, deux frictions avec le drap mouillé, deux demi-bains à 18°.

Du 20 au 25, étuve sèche suivie du grand bain à 18°.

Du 27 au 2 juin, même traitement; grande piscine, les symptômes semblent s'amender. En effet, les vomissements étaient plus rares, la ceinture mouillée qu'il portait sans cesse avait entretenu la diarrhée. Le malade était mieux.

Les lavements froids qu'il prenait chaque jour provoquaient quelquefois des selles toutes particulières et qui consistaient en une matière brune, molle, inodore, ayant la consistance du caoutchouc, contournée en spirales, pelotonnée, parfois rubanée, le plus souvent du diamètre d'un tuyau de plume; cette matière nageant dans le liquide diarrhéïque, atteignait quelquefois le volume d'un œuf de poule, d'autrefois elle était divisée en plusieurs pelotons de moindre grosseur, et présentant chacun les mêmes caractères.

Du 3 au 9, la constipation reparaît, mais n'aggrave pas son état; l'amélioration persiste : je suspends l'étuve sèche, je me borne aux lavements froids et aux demi-bains à courant continu; la maigreur diminue, l'appétit revient.

Le 11, nouvelle crise comme celle qu'il eut en arrivant : ballonnement du ventre ; les vomissements redoublent avec la douleur de l'hypocondre droit ; je reviens aux bains de siége à 10° et aux lavements froids avec application froide sur tout l'abdomen ; je diminue les aliments, j'en ordonne une petite quantité à la fois, et jamais chauds ; je supprime le laitage ; pendant cette crise, le pouls est à 72 ; les symptômes que présente cette nouvelle crise me font encore croire davantage à la présence de calculs biliaires dans les conduits hépatiques ; aussi, malgré l'avis de certains hydropathes, ne considérant pas l'action de l'eau froide comme assez puissante pour pouvoir à elle seule en provoquer l'expulsion, je me décide à lui faire prendre le remède de Durande, en continuant toutefois le traitement hydrothérapique.

Le 12, même régime, même traitement ; le malade est fatigué de la crise de la veille ; le gargouillement dans les petits intestins persiste ; il a plusieurs selles diarrhéïques ; je supprime la viande, et je le mets exclusivement à une alimentation toute végétale. Depuis ce moment jusqu'à la fin de sa cure qui a duré en tout trois mois, j'examine minutieusement les garde-robes et les vomissements qui sont toujours très-abondants, pour m'assurer de la présence d'un calcul. Je n'en ai pas aperçu ; mais comme ces vomissements arrivaient à chaque instant de la nuit et du jour et même pendant les promenades, il se peut qu'il en ait expulsé sans s'en apercevoir, ou que le remède de Durande ait eu sur eux une action dissolvante ; ce qui me le ferait supposer, c'est qu'au bout du deuxième mois de traitement, les vomissements ayant cessé subitement, les coliques hépatiques n'ayant pas reparu, je me suis borné à l'emploi de l'eau froide ; le remède de Durande a été supprimé, l'embonpoint a reparu, les digestions se sont faites régulièrement, et la santé s'est améliorée de jour en jour. En admettant l'existence de calculs biliaires, certes, à mon avis, le remède de Durande aurait seul déterminé leur évacuation ou leur dissolution. Mais je ne voudrais pas enlever à l'eau froide l'importance de son action dans des désordres aussi graves; elle a servi, en stimulant les fonctions cutanées qui ne se faisaient plus depuis longtemps, à rétablir l'intégrité des fonctions digestives, profondément troublées, et à précipiter une convalescence qui eût pu être très-longue.

Ce malade est parti très-heureux du changement qui s'était fait en lui; il a repris ses travaux de la campagne, et depuis longtemps sa santé n'avait été aussi florissante, lorsqu'un violent chagrin qui vint l'atteindre faillit un instant compromettre le bien-être qu'on avait obtenu. J'ai reçu indirectement de ses nouvelles, et je ne sache pas en tout cas que des symptômes aussi graves que ceux que j'ai signalés se soient présentés de nouveau.

Xe SÉRIE.

MALADIES DU SYSTÈME SÉREUX.

N° 92. — ASCITE.

Traitement, une semaine. — Même état. — Non succès.

Nota : Cette malade ne devrait pas raisonnablement être comptée parmi les résultats négatifs, car elle est entrée chez moi dans une position telle que la paracenthèse de l'abdomen était seule indiquée, et que le traitement hydrothérapique ne pouvait avoir aucun effet salutaire. Je l'inscris cependant, par mesure de régularité.

XIe SÉRIE.

SYPHILIS.

N° 93. — SYPHILIS ET ACCIDENTS TERTIAIRES. — Traitement, six semaines. — Guérison.

N° 94. — DARTRES CIRCINNÉES. — Traitement, neuf semaines. — Guérison.

N° 95. — SYPHILIS. — DARTRES DU SCROTUM. — Traitement huit semaines. — Guérison.

N° 96. — DOULEURS OSTÉOCOPES DU CRANE, DES GENOUX ET DES TIBIAS. — Traitement, dix semaines. — Guérison.

XIIe SÉRIE.

DES PARALYSIES ET DES LÉSIONS DES CENTRES NERVEUX.

N° 97. — PARALYSIE PRESQUE COMPLÈTE DU MOUVEMENT ET DE LA SENSIBILITÉ DES MEMBRES INFÉRIEURS. — CONSTIPATION. — PARESSE DE LA VESSIE. — Traitement, dix semaines. — Guérison incomplète avec nécessité d'une deuxième cure.

N° 98. — HÉMIPLÉGIE DROITE, ÉPANCHEMENT DANS LE VENTRICULE GAUCHE, COMMENCEMENT D'ALTÉRATION DES FACULTÉS INTELLECTUELLES. — Traitement, trois semaines. — Guérison incomplète par indocilité.

N° 99. — CONTRACTURES VIOLENTES DANS LES JAMBES. — LOCOMOTION DIFFICILE. — LÉSION PROBABLE DES FAISCEAUX POSTÉRIEURS DE LA MOELLE. — Traitement, douze semaines. — Même état. — Non succès.

N° 100. — PARALYSIE DE LA MAIN DROITE. — Traitement, neuf semaines.—Guérison avec nécessité d'une deuxième cure.

N° 101. — PARAPLÉGIE. — Traitement, cinq semaines. — Guérison incomplète par un trop court séjour.

XIIIe SÉRIE.

DES MALADIES AIGUES

N° 102. — ANGINE TONSILLAIRE. — Guérie en une nuit.

OBSERVATION VINGT-HUITIÈME.

N° 103. — VARIOLOÏDE.

Pendant l'hiver de 1849 à 1850, une épidémie de variole se manifesta dans le village de Divonne. Elle prit pour un moment un caractère tellement grave que nous avons compté jusqu'à deux morts par jour; il est vrai de dire que la plupart de ces derniers ont été victimes des préjugés enracinés dans les campagnes, qu'il faut laisser la maladie suivre son cours, et donner à manger au malade pour qu'il ne souffre pas de la faim.

Tous ceux qui ont suivi ces pratiques sont morts infailliblement, les uns de la variole confluente avec gangrène, et les autres d'une métastase pulmonaire, très-fréquente au moment où la période d'éruption devait se faire. Plusieurs malades, entourés de bons soins et de sages conseils, ont été même victimes de cette marche insidieuse de la variole. C'était, du reste, le caractère qu'elle présentait généralement.

Le dimanche six février, au milieu de l'effroi général, ma femme se sent mal à l'aise ; la langue est saburrale ; l'appétit manque ; céphalalgie ; chaleur sèche et mordicante à la peau ; pouls accéléré, quelques frissons : j'avoue que, certain de la vaccine de ma femme, je n'eus pas d'abord la pensée qu'elle pût être au nombre des victimes. La nuit suivante est très-agitée. Le lundi, tous les symptômes de la veille s'aggravent ; je commence à avoir des craintes. Elle transpire abondamment ; la peau est colorée, la langue très-chargée est rouge sur ses bords et à sa pointe, le pouls est à 130 ; les frissons reparaissent de temps en temps, et la température extérieure du corps reste toujours brûlante. Le mardi, même état. Une lutte terrible se fait en moi : je n'avais jamais vu employer, ni employé moi-même le traitement par l'eau froide dans des affections aussi graves, vis-à-vis desquelles il est d'usage de prendre tant de minutieuses précautions, et cependant j'avais la certitude que l'emploi de cet agent était rationnel pour favoriser l'exhorèse cutanée. Je fais étendre sur un canapé deux couvertures de laine ; je descends moi-même casser la glace pour pouvoir tremper un drap dans l'eau froide ; après l'avoir exprimé modérément, je reviens l'étendre sur les couvertures. Je ferme exactement toutes les ouvertures de la chambre, considérant avec raison l'air froid comme dangereux lorsque la température du corps est élevée : après avoir complétement dépouillé ma femme de ses vêtements, je la prends dans mes bras pour l'étendre sur ce drap mouillé ; pendant ce court trajet, je sens sous mes doigts sa peau si brûlante, qu'on avouera qu'il fallait avoir une conviction bien ferme pour ne pas s'arrêter en chemin : je l'enveloppe moi-même ; la première impression est un sentiment de fraîcheur qui ne dure que deux secondes ; le calorique est tellement en excès, qu'au bout d'un instant ma femme se trouve dans un véritable bain de vapeur; elle s'y trouve parfaitement bien; la tête est plus fraîche; elle ne sent plus dans tout le corps cette chaleur âcre et mordicante qui l'incommodait; le pouls, consulté à l'artère temporale, marque seulement 85 pulsations. Au bout de trois heures de maillot, elle transpire abondamment; dans l'espace d'une demi-heure, je lui fais boire trois verres d'eau; quand, après l'ingestion du dernier, la transpiration est revenue, je fais apporter au milieu de la chambre un grand baquet vide; je la dépouille moi-même du drap et des couvertures, et, debout au milieu du baquet, elle reçoit successivement sur la tête et le corps trois arrosoirs d'eau froide; je la frictionne moi-même avec vigueur à l'aide d'un drap bien sec, et je la remets dans son lit. Pendant un quart-d'heure le pouls est filiforme, petit, concentré, à 100 pulsations; elle a quelques frissons, mais bientôt la réaction se fait, et une transpiration abondante et critique paraît d'elle-même et sans effort; la face devient bouffie et, à ma grande joie, j'aperçois une heure après des boutons de variole sur la joue droite, sur le menton et une quantité innombrable sur le front. A cet égard je me rappelai avoir commis une faute, qui ne compromettait, il est vrai, que les traits du visage, mais qui exaltait encore plus, si je puis le dire, le mérite de l'eau froide : pendant la période d'invasion, cherchant autant que possible à calmer la céphalalgie, j'avais appliqué des compresses calmantes sur le front, au lieu de les placer à l'occiput, comme il est prescrit de le faire dans le traitement de cette maladie; aussi, par ma faute, cette action et réaction successive, provoquée par la compresse d'eau froide, amena-t-elle dans cette partie du visage une éruption plus considérable. Deux heures après, tout le corps est couvert de magnifiques pustules varioliques; les jours suivants, même traitement; huit jours après, il n'y avait pas de convalescence, et ma femme était sauvée.

Il est bon de noter aussi une complication très-grave qui était bien de nature à ébranler ma résolution : Ma femme était nourrice depuis six mois, et elle avait même allaité son enfant pendant les trois jours de la période d'invasion. Celui-ci avait été vacciné dès le début de l'épidémie, et cette circonstance seule avait dû le préserver de la contagion. Je ne pouvais me préoccuper du lait, le danger était trop imminent d'un autre côté; après la desquammation complète des pustules, j'administrai à ma femme, comme anti-laiteux, la tisane de canne, le petit-lait de Weiss; la sécrétion du lait fut arrêtée, et quelques jours plus tard, elle ne semblait pas avoir été malade.

Ire SÉRIE.

14 Rhumatismes. — Goutte.

DÉSIGNATION DES RÉSULTATS.		Hommes.	Femmes.	Total.
Guérisons	complètes	5	1	6
	avec nécessité d'une 2e cure	3	»	3
	incomplètes par indocilité	1	2	3
	id. par un trop court séjour	»	1	1
Insuccès		1	»	1
TOTAUX		10	4	14

DURÉE PAR SEMAINES DU TRAITEMENT DE LA 1re SÉRIE.

DÉSIGNATION DES RÉSULTATS.		Semaines. 1	3	5	6	8	12	15	Total.
Guérisons	complètes	»	»	»	4	»	»	»	6
	avec nécessité d'une 2e cure	»	»	»	1	»	1	1	3
	incomplètes par indocilité	1	2	»	»	»	»	»	3
	id. par un trop court séjour	»	»	1	»	»	»	»	1
Insuccès		»	»	»	»	1	»	»	1
TOTAL									14

IIe SÉRIE.

14 Névralgies.

DÉSIGNATION DES RÉSULTATS.	Hommes.	Femmes.	Total.
Guérisons complètes	7	1	8
Guérisons avec nécessité d'une 2e cure	»	2	2
Guérisons incomplètes par indocilité	»	»	»
Guérisons id. par un trop court séjour	»	2	2
Insuccès	»	2	2
TOTAUX	7	7	14

DURÉE PAR SEMAINES DU TRAITEMENT DE LA 2e SÉRIE.

DÉSIGNATION DES RÉSULTATS.	Semaines. 1	2	4	5	6	7	8	9	Total.
Guérisons complètes	»	1	1	2	2	»	2	»	8
Guérisons avec nécessité d'une 2e cure	»	»	»	»	»	»	2	»	2
Guérisons incomplètes par indocilité	»	»	»	»	»	»	»	»	»
Guérisons id. par un trop court séjour	1	»	»	»	»	1	»	1	2
Insuccès	»	»	»	»	»	1	»	1	2
TOTAL									14

IIIe SÉRIE.

36 Névroses, Névropathies.

DÉSIGNATION DES RÉSULTATS.		Hommes.	Femmes.	Total.
Guérisons	complètes	5	13	18
	avec nécessité d'une 2e cure	7	6	13
	incomplètes par indocilité	»	»	»
	id. par un trop court séjour	»	2	2
Insuccès		2	1	3
TOTAUX		14	22	36

DURÉE PAR SEMAINES DU TRAITEMENT

DE LA 3e SÉRIE.

DÉSIGNATION DES RÉSULTATS.		Semaines.											Total.
		2	3	4	5	6	7	8	10	12	15	22	
Guérisons	complètes	»	»	4	»	5	1	6	1	»	1	»	18
	avec nécessité d'une 2e cure	»	1	»	1	1	1	7	1	»	»	1	13
	incomplètes par indocilité	»	»	»	»	»	»	»	»	»	»	»	»
	id. par un trop court séjour	1	»	»	»	1	»	»	»	»	»	»	2
Insuccès		»	»	»	»	1	»	1	»	1	»	»	3
												TOTAL	36

IVe SÉRIE.

2 affections herpétiques. — Dartres.

DÉSIGNATION DES RÉSULTATS.		Hommes.	Femmes.	Total.
Guérisons	complètes	»	1	1
	avec nécessité d'une 2e cure	1	»	1
	incomplètes par indocilité............	»	»	»
	id. par un trop court séjour	»	»	»
Insuccès.....................		»	»	»
	Totaux......	1	1	2

DURÉE PAR SEMAINES DU TRAITEMENT

DE LA 4e SÉRIE.

DÉSIGNATION DES RÉSULTATS.		Semaines.		Total.
		7	8	
Guérisons	complètes	»	1	1
	avec nécessité d'une 2e cure............	1	»	1
	incomplètes par indocilité	»	»	»
	id. par un trop court séjour	»	»	»
Insuccès		»	»	»
			Total...........	2

Ve SÉRIE.

4 Maladies des organes respiratoires.

DÉSIGNATION DES RÉSULTATS.		Hommes.	Femmes.	Total.
Guérisons	complètes	1	»	1
	avec nécessité d'une 2e cure	2	1	3
	incomplètes par indocilité	»	»	»
	id. par un trop court séjour	»	»	»
Insuccès		»	»	»
TOTAUX		3	1	4

DURÉE PAR SEMAINES DU TRAITEMENT
DE LA 5e SÉRIE.

DÉSIGNATION DES RÉSULTATS.		SEMAINES. 5	6	8	Total.
Guérisons	complètes	»	1	»	1
	avec nécessité d'une 2e cure	1	1	1	3
	incomplètes par indocilité	»	»	»	»
	id. par un trop court séjour	»	»	»	»
Insuccès		»	»	»	»
TOTAL					4

VIe SÉRIE.

8 Maladies du tube digestif.

DÉSIGNATION DES RÉSULTATS.		Hommes.	Femmes.	Total.
Guérisons	complètes	5	3	8
	avec nécessité d'une 2e cure	»	»	»
	incomplètes par indocilité	»	»	»
	id. par un trop court séjour	»	»	»
Insuccès		»	»	»
	TOTAUX	5	3	8

DURÉE PAR SEMAINES DU TRAITEMENT DE LA 6e SÉRIE.

DÉSIGNATION DES RÉSULTATS.		SEMAINES. 4	5	6	8	10	Total.
Guérisons	complètes	1	2	2	2	1	8
	avec nécessité d'une 2e cure	»	»	»	»	»	»
	incomplètes par indocilité	»	»	»	»	»	»
	id. par un trop court séjour	»	»	»	»	»	»
Insuccès		»	»	»	»	»	»
						TOTAL	8

VIIe ET VIIIe SÉRIES.

3 Maladies des organes génito-urinaires chez l'homme, et 8 chez la femme.

DÉSIGNATION DES RÉSULTATS.		Hommes.	Femmes.	Total.
Guérisons	complètes	3	5	8
	avec nécessité d'une 2e cure	»	1	1
	incomplètes par indocilité	»	»	»
	id. par un trop court séjour	»	1	1
Insuccès		»	1	1
TOTAUX		3	8	11

DURÉE PAR SEMAINES DU TRAITEMENT

DES 7e ET 8e SÉRIES.

DÉSIGNATION DES RÉSULTATS.		Semaines. 1	4	5	6	8	9	12	Total.
Guérisons	complètes	1	»	1	3	1	1	1	8
	avec nécessité d'une 2e cure	»	»	»	1	»	»	»	1
	incomplètes par indocilité	»	»	»	»	»	»	»	»
	id. par un trop court séjour	»	1	»	»	»	»	»	1
Insuccès		»	»	»	»	»	»	1	1
TOTAL									11

IXe SÉRIE.

2 Maladies des organes parenchymateux de l'abdomen.

DÉSIGNATION DES RÉSULTATS.	Hommes.	Femmes.	Total.
Guérisons complètes	1	»	1
Guérisons avec nécessité d'une 2e cure	»	»	»
Guérisons incomplètes par indocilité	»	»	»
Guérisons id. par un trop court séjour	»	»	»
Insuccès	1	»	1
TOTAUX	2	»	2

DURÉE PAR SEMAINES DU TRAITEMENT DE DA 9e SÉRIE.

DÉSIGNATION DES RÉSULTATS.	Semaines. 8	Semaines. 12	Total.
Guérisons complètes	»	1	1
Guérisons avec nécessité d'une 2e cure	»	»	»
Guérisons incomplètes par indocilité	»	»	»
Guérisons id. par un trop court séjour	»	»	»
Insuccès	1	»	1
TOTAL			2

Xe SÉRIE.

1 Maladie du système séreux.

DÉSIGNATION DES RÉSULTATS.		Hommes.	Femmes.	Total.
Guérisons	complètes..........	»	»	»
	avec nécessité d'une 2e cure.............	»	»	»
	incomplètes par indocilité............	»	»	»
	id. par un trop court séjour...........	»	»	»
Insuccès.....................		»	1	1
TOTAUX......		»	1	1

DURÉE PAR SEMAINES DU TRAITEMENT

DE LA 10e SÉRIE.

DÉSIGNATION DES RÉSULTATS.		Semaines. 1	Total.
Guérisons	complètes	»	»
	avec nécessité d'une 2e cure....	»	»
	incomplètes par indocilité......	»	»
	id. par un trop court séjour...	»	»
Insuccès...............................		1	1
		TOTAL...........	1

XIe SÉRIE.

4 Syphilis.

DÉSIGNATION DES RÉSULTATS.		Hommes.	Femmes.	Total.
Guérisons	complètes.........	4	»	4
	avec nécessité d'une 2e cure.............	»	»	»
	incomplètes par indocilité...........	»	»	»
	id. par un trop court séjour.........	»	»	»
Insuccès.....................		»	»	»
	TOTAUX......	4	»	4

DURÉE PAR SEMAINES DU TRAITEMENT

DE LA 11e SÉRIE.

DÉSIGNATION DES RÉSULTATS.		Semaines. 6	8	9	10	Total.
Guérisons	complètes..........	1	1	1	1	4
	avec nécessité d'une 2e cure............	»	»	»	»	»
	incomplètes par indocilité............	»	»	»	»	»
	id. par un trop court séjour...........	»	»	»	»	»
Insuccès.....................		»	»	»	»	»
					TOTAL...........	4

XIIe SÉRIE.

5 Paralysies et lésions des centres nerveux.

DÉSIGNATION DES RÉSULTATS.		Hommes.	Femmes.	Total.
Guérisons	complètes	»	»	»
	avec nécessité d'une 2e cure	2	»	2
	incomplètes par indocilité	»	1	1
	id. par un trop court séjour	1	»	1
Insuccès		1	»	1
	TOTAUX	4	1	5

DURÉE PAR SEMAINES DU TRAITEMENT
DE LA 12e SÉRIE.

DÉSIGNATION DES RÉSULTATS.		SEMAINES. 3	5	9	10	12	Total.
Guérisons	complètes	«	»	»	»	»	»
	avec nécessité d'une 2e cure	»	»	1	1	»	2
	incomplètes par indocilité	1	»	»	»	»	1
	id. par un trop court séjour	»	1	»	»	»	1
Insuccès		»	»	»	»	1	1
						TOTAL	5

XIIIe SÉRIE.

2 Maladies aiguës.

DÉSIGNATION DES RÉSULTATS.	Hommes.	Femmes.	Total.
Guérisons complètes	»	2	2
Guérisons avec nécessité d'une 2e cure	»	»	»
Guérisons incomplètes par indocilité	»	»	»
Guérisons id. par un trop court séjour	»	»	»
Insuccès	»	»	»
TOTAUX	»	2	2

DURÉE PAR SEMAINES ET JOURS DU TRAITEMENT DE LA 13e SÉRIE.

DÉSIGNATION DES RÉSULTATS.	Jours. 1	Semaines. 1	Total.
Guérisons complètes	1	1	2
Guérisons avec nécessité d'une 2e cure	»	»	»
Guérisons incomplètes par indocilité	»	»	»
Guérisons id. par un trop court séjour	»	»	»
Insuccès	»	»	»
		TOTAL	2

TABLEAU SYNOPTIQUE
DES MALADIES,
INDIQUANT
LEURS SÉRIES, LEUR NATURE, LEUR NOMBRE ET LEURS RÉSULTATS.

DÉSIGNATION des SÉRIES.	NATURE des MALADIES.	Nombre.	GUÉRISONS complètes.	avec nécessité d'une 2e cure.	incomplètes par indocilité.	incomplètes par trop court séjour.	Insuccès.
Ire SÉRIE. 4 *RHUMATISMES. — GOUTTE.*	Arthrite rhumatismale chronique....	8	4	2	2	»	»
	Goutte podagre..................	2	1	1	»	»	»
	Rhumatisme goutteux............	2	»	»	1	1	»
	Idem musculaire............	1	1	»	»	»	»
	Lombago chronique..............	1	»	»	»	»	1
IIe SÉRIE. 14 *NÉVRALGIES.*	Névralgie cubitale double, et poplitée double.....................	1	1	»	»	»	»
	Idem sciatique	5	4	1	»	»	»
	Idem temporale	2	»	1	»	1	»
	Idem intercostale..............	2	»	»	»	1	1
	Idem crânienne................	2	1	»	»	»	1
	Entéralgie.....................	2	2	»	»	»	»
IIIe SÉRIE. 36 *NÉVROSES, NÉVROPATHIES.*	Hypocondrie....................	10	5	4	»	»	1
	Névropathie....................	6	3	2	»	»	1
	Hystérie	7	3	2	»	2	»
	Paraplégie hystérique	3	»	2	»	»	1
	Chlorose	2	2	»	»	»	»
	Irritabilité nerveuse générale.......	7	5	2	»	»	»
	Névrose de l'estomac, avec accès épileptiformes...................	1	»	1	»	»	»
IVe SÉRIE. *AFFECTIONS HERPÉTIQUES.*	Psoriasis inveterata..............	1	1	»	»	»	»
	Idem guttata....................	1	»	1	»	»	»
Ve SÉRIE. 4 *MALADIES DES ORGANES RESPIRATOIRES.*	Catarrhe chronique..............	1	»	1	»	»	»
	Idem id. avec asthme............	1	»	1	»	»	»
	Bronchite avec emphysème pulmonaire......................	1	»	1	»	»	»
	Laryngite chronique	1	1	»	»	»	»
	A reporter............	70	34	22	3	5	6

DÉSIGNATION des SÉRIES.	NATURE des MALADIES.	Nombres.	GUÉRISONS complètes.	avec nécessité d'une 2e cure.	incomplètes par indocilité.	incomplètes par trop court séjour.	
	Report.......	70	34	22	3	5	
VIe SÉRIE. 8 *MALADIES DU TUBE DIGESTIF.*	Gastro-hépatite..................	1	1	»	»	»	
	Dyspepsie..........................	1	1	»	»	»	
	Gastro-entérite chronique..........	1	1	»	»	»	
	Gastrite chronique.................	5	5	»	»	»	
VIIe ET VIIIe SÉRIES. 11 *MALADIES DES ORGANES GÉNITO-URINAIRES, CHEZ L'HOMME ET LA FEMME.*	Spermatorrhée résultant de l'onanisme......................	2	2	»	»	»	
	Gonorrhée...........................	1	1	»	»	»	
	Incontinence d'urine...............	1	»	»	»	»	
	Inflammation sub-aiguë du col de la matrice avec abaissement.......	1	1	»	»	»	
	Engorgement du col utérin..........	2	1	»	»	1	
	Hyperesthésie utéro-vulvaire.......	1	1	»	»	»	
	Ulcérations du col et vaginite......	1	»	1	»	»	
	Menstruation irrégulière et abondante.	1	1	»	»	»	
	Vaginite simple.....................	1	1	»	»	»	
IXe SÉRIE. 2 *MALADIES DES ORGANES PARENCHYMATEUX DE L'ABDOMEN.*	Engorgement du foie...............	1	»	»	»	»	
	Hépatite chronique................	1	1	»	»	»	
Xe SÉRIE. 1 *MALADIE DU SYSTÈME SÉREUX.*	Ascite..............................	1	»	»	»	»	
XIe SÉRIE. 4 *SYPHILIS.*	Syphilides.........................	2	2	»	»	»	
	Dartres circinées..................	1	1	»	»	»	
	Douleurs ostéocopes...............	1	1	»	»	»	
XIIe SÉRIE. 5 *PARALYSIES. — LÉSIONS DES CENTRES NERVEUX.*	Paralysie incomplète du mouvement et de la sensibilité............	1	»	1	»	»	
	Idem de la main droite...........	1	»	1	»	»	
	Paraplégie........................	1	»	»	»	1	
	Hémiplégie (épanchement dans le ventricule)......................	1	»	»	1	»	
	Contracture des membres..........	1	»	»	»	»	
XIIIe SÉRIE. 2 *MALADIES AIGUËS.*	Angine tonsillaire.................	1	1	»	»	»	»
	Varioloïde.........................	1	1	»	»	»	»
	TOTAL................	103	57	25	4	7	10

TABLE DES MATIÈRES.

1825

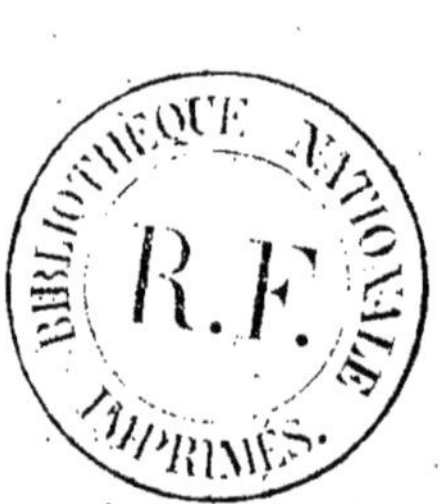

Bourg (Ain), imprimerie de Fréd. Dufour.

www.ingramcontent.com/pod-product-compliance
Ingram Content Group UK Ltd.
Pitfield, Milton Keynes, MK11 3LW, UK
UKHW020143220726
13923UKWH00001B/332

9 782019 664749